Kliniktaschenbücher

H. Feldmann

HNO-Notfälle

Mit 65 Abbildungen

Springer-Verlag
Berlin · Heidelberg · New York 1974

Professor Dr. H. Feldmann
Universitäts-HNO-Klinik
6900 Heidelberg, Voßstraße 5–7

ISBN 3-540-06531-8 Springer-Verlag Berlin Heidelberg New York
ISBN 0-387-06531-8 Springer-Verlag New York Heidelberg Berlin

Das Werk ist urheberrechtlich geschützt. Die dadurch begründeten Rechte, insbesondere die der Übersetzung, des Nachdruckes, der Entnahme von Abbildungen, der Funksendung, der Wiedergabe auf photomechanischem oder ähnlichem Wege und der Speicherung in Datenverarbeitungsanlagen bleiben, auch bei nur auszugsweiser Verwertung, vorbehalten.

Bei Vervielfältigungen für gewerbliche Zwecke ist gemäß § 54 UrhG eine Vergütung an den Verlag zu zahlen, deren Höhe mit dem Verlag zu vereinbaren ist. © by Springer-Verlag Berlin · Heidelberg 1974. Printed in Germany, Library of Congress Catalog Card Number 73-16924

Die Wiedergabe von Gebrauchsnamen, Handelsnamen, Warenbezeichnungen usw. in diesem Werk berechtigt auch ohne besondere Kennzeichnung nicht zu der Annahme, daß solche Namen im Sinne der Warenzeichen- und Markenschutz-Gesetzgebung als frei zu betrachten wären und daher von jedermann benutzt werden dürften. Herstellung: G. Appl, Wemding

Vorwort

Dieses Buch richtet sich an alle Ärzte, die, ohne selbst Facharzt zu sein, gelegentlich mit Notfallsituationen aus der HNO konfrontiert werden, und es möchte ihnen hierin ein rasch orientierender Helfer sein. Die Abgrenzung, was als Notfall zu gelten hat und damit in diesen Rahmen gehört, kann verschieden getroffen werden. Hier wurde als Kriterium gesetzt, alle diejenigen Krankheitszustände aufzunehmen, deretwegen ein Patient erfahrungsgemäß auch außerhalb der Sprechstundenzeit ärztliche Hilfe sucht. Es handelt sich nicht immer um Notfälle in dem Sinne, daß nur durch sofortiges ärztliches Handeln ein schwerer Schaden abgewendet werden kann, sondern es sind z. T. auch banale Erkrankungen und Bagatellfälle.

Die Symptomatik eines Bagatellfalles ist der einer ernsten Erkrankung oft sehr ähnlich. Der Patient kann die Unterscheidung nicht treffen, und er tut daher recht daran, deswegen einen Arzt zu konsultieren. Die wichtigste Aufgabe des Arztes ist es dann, die Situation hinsichtlich ihrer akuten Gefahr und ihrer prospektiven Gefährdung richtig einzuschätzen. Das setzt eine exakte Diagnose und eine in den entscheidenden Punkten zutreffende Prognose voraus. Die Versicherung, daß keine bedrohliche Erkrankung vorliegt, ist eine ebenso verantwortungsvolle ärztliche Leistung wie die Abwendung einer akuten Gefahr durch eine spezifische Therapie.

Den diagnostischen, differentialdiagnostischen und prognostischen Fragen ist daher ein wesentlicher Teil des Buches gewidmet. Alltägliche und seltene Krankheitszustände wurden gleichermaßen berücksichtigt. Entscheidend war nicht, eine lehrbuchmäßige Vollständigkeit zu erzielen, sondern allein die praktische Erfahrung, daß die angeführten Zustände tatsächlich mit der speziellen Problematik des Notfalles vorkommen.

Die Gliederung des Stoffes ergab sich aus der Zielsetzung des Buches. Jeder Notfallpatient kommt mit einem beherrschenden Symptom, z.B. Blutung, Atemnot, plötzlicher Hörverlust, oder mit einer präzisen Angabe zur Kausalität der Gesundheitsstörung, z. B. Verletzung, Verätzung, Fremdkörper. Es war das Bestreben, jeden Komplex von Krankheiten, der sich um einen solchen symptomatischen oder kausalen Ausgangspunkt gruppiert, in sich abgeschlossen darzustellen, damit der Leser zusammenhängend alle Information findet, die zur Beurteilung einer realen Situation wichtig ist. Verweise auf andere Kapitel sollten möglichst vermieden werden. Dazu war es nötig, verschiedene Krankheiten an mehreren Stellen parallel darzustellen, wenn auch jeweils mit verschiedenen Schwerpunkten. Der Schritt vom Leitsymptom zur Diagnose und Therapie sollte überall ohne Umwege deutlich gemacht werden.

In der Therapie wurden nach Möglichkeit verschiedene Wege aufgezeigt. Der Notfallarzt soll daraus ersehen, was als optimale Behandlung bei optimalen äußeren Umständen zu tun ist und was als überbrückende Maßnahme bei weniger günstigen Bedingungen möglich ist. Er wird im Einzelfall entscheiden müssen, was er selbst tun kann und was er, je nach dessen Erreichbarkeit, dem Fachkollegen überlassen muß. Für typische operative Eingriffe und andere Notfallmaßnahmen wurden ausführliche technische Anweisungen gegeben, damit sie auch der Ungeübte unter geeigneten Umständen durchführen kann.

Dem Springer-Verlag danke ich für die Anregung, dieses Buch zu schreiben, sowie für die vorzügliche drucktechnische Gestaltung.

Heidelberg, im November 1973   Harald Feldmann

Inhaltsverzeichnis

1. Blutungen 1

   1.1 Blutungen aus dem Ohr 1
       1.1.1 Traumatisch 1
       1.1.2 Spontan 2
   1.2 Nasenbluten 3
       1.2.1 Technik der vorderen Nasentamponade .. 5
       1.2.2 Technik der hinteren Nasentamponade nach Bellocq .. 9
   1.3 Blutung aus dem Nasenrachenraum 12
   1.4 Blutungen aus Mundhöhle, Gaumen und Tonsillen 13
       1.4.1 Technik der Unterbindung der Arteria carotis externa .. 16
   1.5 Blutung aus Larynx und Hypopharynx 16
   1.6 Blutungen aus Tracheostoma oder Trachealkanüle 17
   1.7 Blutungen aus Lunge und Bronchien 17
   1.8 Blutungen aus Oesophagus und Magen 18

2. Verletzungen 19

   2.1 Othämatom 19
   2.2 Einriß oder Abriß der Ohrmuschel 20
   2.3 Pfählungsverletzung des Ohres 21
   2.4 Schweißperlenverletzung des Ohres 23
   2.5 Indirekte Trommelfellverletzung 24
   2.6 Gehörgangsvorderwandfraktur 25
   2.7 Pyramidenlängsfraktur 26
   2.8 Pyramidenquerfraktur 27
   2.9 Nasenbeinfraktur, Septumhämatom 28
   2.10 Nasennebenhöhlenfrakturen, Mittelgesichtsfrakturen 31
   2.11 Kiefergelenksluxation 32
   2.12 Zungenbiß 33
   2.13 Pfählungsverletzung des Gaumens 34
   2.14 Stumpfes Halstrauma 34
   2.15 Offene Halsverletzung 35

3. Verätzungen und Verbrühungen 37

4. Fremdkörper 40

4.1 Gehörgangsfremdkörper 40
4.2 Nasenfremdkörper 41
4.3 Aspirierte Fremdkörper 43
4.4 Verschluckte Fremdkörper 45
   4.4.1 Fremdkörper im Rachen, Typ: Fischgräte 46
   4.4.2 Fremdkörper im Hypopharynx, Typ: Lorbeerblatt, Wurstschale, Tablette 47
   4.4.3 Fremdkörper in der ersten Oesophagusenge, Typ: Geldmünze, Spielzeugteile, Knochenstück, Fleischbrocken, Protheseteil, Glassplitter 48
   4.4.4 Fremdkörper in den tieferen Oesophagusabschnitten 52

5. Atemnot 53

5.1 Differentialdiagnose der akuten Atemnot 54
5.2 Die einzelnen Krankheitszustände 59
   5.2.1 Angina tonsillaris 59
   5.2.2 Peritonsillarabszeß 59
   5.2.3 Uvulaödem 60
   5.2.4 Zungengrundabszeß 60
   5.2.5 Retropharyngealabszeß 61
   5.2.6 Submucöse Blutung 62
   5.2.7 Zurücksinken der Zunge bei Bewußtlosigkeit 62
   5.2.8 Stridor congenitus 65
   5.2.9 Epiglottitis 66
   5.2.10 Glottisödem 66
   5.2.11 Pseudokrupp 66
   5.2.12 Recurrenslähmung 67
   5.2.13 Glottiskrampf 68
   5.2.14 Larynx-Tumor 69
   5.2.15 Larynx-Verletzungen 70
   5.2.16 Trachealabriß 70
   5.2.17 Trachealstenose 71
   5.2.18 Atemnot bei Tracheostoma mit Trachealkanüle ... 72
   5.2.19 Aspirierte Fremdkörper 72
5.3 Maßnahmen zur Sicherung der Atemwege 72
   5.3.1 Intubation 72
   5.3.2 Coniotomie, Nottracheotomie 78
   5.3.3 Tracheotomie 79

6. Probleme bei Kanülenträgern 87

  6.1 Typische Indikationen zum Tragen einer Trachealkanüle ... 88
  6.2 Atemnot bei Kanülenträgern 91
  6.3 Blutung aus der Trachealkanüle 92
  6.4 Technik des Kanülenwechsels 94

7. Akute Entzündungen, Schmerzen 96

  7.1 Ohrenschmerzen 96
    7.1.1 Otitis externa 97
    7.1.2 Otitis media acuta 98
    7.1.3 Mastoiditis 98
    7.1.4 Schmerzen bei chronischer Mittelohrentzündung ... 99
    7.1.5 Zoster oticus 101
    7.1.6 Aero-Otitis, Barotrauma 102
  7.2 Schmerzen im Bereich der Nase und Nasennebenhöhlen ... 102
    7.2.1 Nasenfurunkel 103
    7.2.2 Septumabszeß 104
    7.2.3 Akute Kieferhöhlenentzündung 104
    7.2.4 Akute Stirnhöhlenentzündung 105
    7.2.5 Komplikationen der akuten Nasennebenhöhlenentzündung 107
  7.3 Schmerzen und Entzündungen im Bereich des Mundes, der Speicheldrüsen und der Halslymphknoten 108
    7.3.1 Lippenfurunkel 108
    7.3.2 Lippenoedem 108
    7.3.3 Stomatitis 109
    7.3.4 Parotitis 109
    7.3.5 Speichelstein. 111
    7.3.6 Lymphadenitis colli 112

8. Schluckstörungen 114

  8.1 Angina tonsillaris 115
  8.2 Seitenstrangangina 116
  8.3 Peritonsillarabszeß 117
    8.3.1 Technik der Inzision 117
  8.4 Zungengrundangina 119
  8.5 Retropharyngealabszeß 120
  8.6 Epiglottitis 120
  8.7 Tetanus 120
  8.8 Myasthenia gravis 122
  8.9 Bulbärparalyse 122
  8.10 Funktionelle Schluckstörungen, Globus nervosus 123

9. Plötzliche Schwerhörigkeit		124
9.1	Diagnostisches Vorgehen	124
9.2	Cerumen, Ohrenschmalzpfropf	127
9.3	Akuter Tubenmittelohrkatarrh	128
9.4	Barotrauma	130
9.5	Hörsturz	131
9.6	Morbus Menière	132
9.7	Akutes Schalltrauma	132
9.8	Psychogene Taubheit	133
10. Akuter Schwindel		134
10.1	Diagnostisches Vorgehen	135
10.2	Labyrinthitis bei Otitis media acuta	136
10.3	Labyrinthitis bei Otitis media chronica	138
10.4	Luxation des Steigbügels	139
10.5	Labyrinthausfall durch Schädelbasisbruch	140
10.6	Morbus Menière	141
10.7	Neuronitis vestibularis	142
10.8	Labyrinthapoplexie	143
10.9	Ischämische Stammhirnkrise	143
11. Plötzliche Heiserheit		145
11.1	Akute Laryngitis	145
11.2	Recurrensparese	145
11.3	Psychogene Aphonie	146
12. Facialislähmung		147
12.1	Facialislähmung durch Schnittverletzung	148
12.2	Facialislähmung durch Felsenbeinlängsbruch	148
12.3	Facialislähmung durch Felsenbeinquerbruch	148
12.4	Facialislähmung bei Otitis media acuta	149
12.5	Facialislähmung bei Otitis media chronica	149
12.6	Facialisparese bei Zoster oticus	150
12.7	Idiopathische (rheumatische) Facialisparese	150
12.8	Zentrale Facialislähmung	150
13. Sachverzeichnis		151

1. Blutungen

Blutungen im HNO-Bereich haben typische Lokalisationen und Ursachen. Sie können als Folge von Verletzungen, Entzündungen und Tumorarrosionen, aber auch spontan auftreten. Eine besondere Gruppe bilden die Blutungen nach Operationen, die jedoch den Nichtfacharzt nur selten beschäftigen werden. Jede Blutung ist für den Patienten ein sehr alarmierendes und beunruhigendes Ereignis, das den zu Hilfe gerufenen Arzt zu raschem und zielstrebigem Handeln zwingt.

1.1 Blutungen aus dem Ohr

Sie können nach einem Trauma oder spontan auftreten.

1.1.1 Traumatisch
- Nach direkten *Pfählungsverletzungen* (s. S. 21)
- nach *Fraktur der Gehörgangsvorderwand* durch Sturz auf das Kinn (s. S. 25)
- nach stumpfem Schädeltrauma als Zeichen einer *Pyramidenlängsfraktur* (s. S. 26)

Die Blutung ist fast immer gering mit Ausnahme der sehr seltenen Fälle, bei denen es zu einer Verletzung des Sinus sigmoideus gekommen ist, oder bei gleichzeitig bestehender Gerinnungsstörung (Marcumartherapie).

Diagnose: Die Symptome der einzelnen Verletzungsarten sind unter den entsprechenden Abschnitten abgehandelt. Differentialdiagnostisch ist auch immer daran zu denken, daß bei einer Verletzung der Ohrmuschel oder der Kopfschwarte Blut *von außen* in den Gehörgang gelaufen sein kann und dann fälschlich als „Blutung aus dem Ohr" angesehen wird.

Therapie: Eine besondere Behandlung wegen der Blutungen ist meist nicht erforderlich, da sie spontan zum Stehen kommen. Bei der Pyramidenlängsfraktur ist es besser, daß Blut und evtl. Liquor nach außen abfließen können, als daß sie durch eine Tamponade aufgestaut würden. Nur bei den sehr seltenen Fällen von *massiver Blutung* ist eine Tamponade mit Gazestreifen auszuführen. Cave Trommelfell! Im äußersten Notfall auch einfach Fingerdruck auf den Tragus.

1.1.2 Spontan. Eine Blutung aus dem Gehörgang tritt spontan bei der *Grippeotitis* auf. Hämorrhagische Entzündung des Mittelohres mit Bildung von Blutblasen auf dem Trommelfell und der angrenzenden Gehörgangshaut. Die Blutblasen können spontan platzen, und es entleert sich dann eine blutig-seröse Flüssigkeit aus dem Ohr. Die Grippeotitis beginnt meist mit heftigen Ohrenschmerzen (s. S. 98), manchmal tritt sie aber auch mit der Blutung als erstem Symptom in Erscheinung.

Diagnose: In der Vorgeschichte grippaler Infekt, allgemeines Krankheitsgefühl, Fieber, Schmerzen im betroffenen Ohr. Otoskopisch sind die *Blutblasen* zu erkennen, die das ganze Trommelfell bedecken können. Evtl. pulsierende Sekretion.

Funktionell immer *Schalleitungsschwerhörigkeit*. Beim Weber'schen Versuch (Stimmgabel auf dem Scheitel) wird der Ton in das erkrankte Ohr lateralisiert (Vergl. S. 126).

Beim Rinne'schen Versuch (Vergleich Luft- und Knochenleitung) wird der Ton über dem Warzenfortsatz besser gehört als vor dem Ohr (Rinne negativ). Gelegentlich wird verflüssigtes Cerumen, das sich nach außen entleert, vom Patienten für Blut gehalten.

Therapie: Breitbandantibiotikum (Tetracyclin oder Ampicillin) per os, lokal corticoidhaltige Ohrentropfen (z.B. Scheroson-Ohrentropfen, Incut und dergl.). Fachärztliche Überwachung angezeigt, da nicht selten im weiteren Verlauf das Innenohr betroffen wird.

1.2 Nasenbluten

Nasenbluten gehört zu den häufigsten Notfallsituationen im HNO-Fachgebiet. Es ist oft harmlos, kann aber auch lebensbedrohliche Formen annehmen.

Als **Ursachen** kommen in Betracht (etwa in der Reihenfolge ihrer Häufigkeit):
- *Arteriosklerose* und *Hypertonie*,
- *Verletzungen* mit dem bohrenden Finger, besonders bei Rhinitis sicca anterior,
- *juveniles Nasenbluten* ohne erkennbare Ursache,
- *Frakturen* des knöchernen und knorpeligen Nasengerüstes, der Nasennebenhöhlen und der vorderen Schädelbasis,
- *Infektionskrankheiten* (Grippe, Masern, Rhinitis)
- *Hämorrhagische Diathesen* (Thrombopathien, Leukosen, Hämophilie, Prothrombinmangel bei Marcumar-Überdosierung),
- *Morbus Rendu-Osler* (hereditäre Teleangiektasien, Knötchen meist an Haut, Lippen und Mundschleimhaut zu erkennen),
- *Tumoren* (maligne Geschwülste der Nebenhöhlen, juveniles Nasen-Rachenfibrom).

Die **Blutungsquelle** ist praktisch immer im *vorderen Septumabschnitt* (Locus Kiesselbachii) bei:
> Verletzungen mit dem bohrenden Finger
> Rhinitis sicca anterior
> juvenilem Nasenbluten
> Infektionskrankheiten

Sie liegt im *hinteren* oder *mittleren* Abschnitt bei:
> Arteriosklerose
> Hypertonie
> Frakturen
> Tumoren

Sie ist *flächenhaft* bei:
> hämorrhagischen Diathesen.

Die **Blutung** ist meist *relativ harmlos* und kommt spontan zum Stehen oder läßt sich gut beherrschen bei:
> Verletzungen mit dem bohrenden Finger
> Rhinitis sicca anterior

juvenilem Nasenbluten
Infektionskrankheiten
Nasenbeinfrakturen
Tumoren

Die **Blutung** ist oft *bedrohlich* und durch einfache Maßnahmen nicht zu beherrschen bei:
Arteriosklerose
Hypertonie
Nebenhöhlenfrakturen
hämorrhagischen Diathesen
Morbus Rendu Osler

Die Behandlung des Nasenblutens ist primär örtlich auf die Blutungsquelle gerichtet und für alle Ätiologien im Prinzip gleich. Dennoch kann eine **orientierende Differentialdiagnose** für die prognostische Beurteilung sehr nützlich sein. Sie leitet sich ab aus den *äußeren Umständen* (Fraktur), dem *Alter* des Patienten (Arteriosklerose, juveniles Nasenbluten), dem *allgemeinen Zustand,* (Infekt) oder dem oft schon bekannten *Grundleiden* (hämorrhagische Diathese, Morbus Rendu-Osler). Diese Feststellungen ergeben sich nebenbei; gezieltere diagnostische Maßnahmen (Blutdruck, Blutbild usw.) müssen zunächst zurückgestellt werden. Das ganze Bemühen richtet sich darauf, die Blutung so rasch wie möglich zu stillen.

Wie soll man vorgehen?

Diagnose: Ziel der Diagnose ist es, *die Blutungsquelle zu lokalisieren* und *die Schwere der Blutung abzuschätzen.*

Patienten aufrecht sitzen lassen, in eine Nierenschale kräftig ausschneuzen, hochziehen und ausspucken lassen. Das mehrmals wiederholen, bis die Nase völlig frei ist. Die Befürchtung, dadurch die Blutung zu verstärken, ist unbegründet. Dann den Kopf nach vorn neigen und beobachten *aus welcher Nasenseite es blutet* und *wie stark es blutet.*

Blutungen aus den tieferen Luft- und Speisewegen, die nur durch Husten oder Erbrechen in die Nase gelangt sind, werden damit sofort erkennbar. Die Feststellung, aus *welcher Seite* es blutet, ist sehr wichtig. Es kommt, mit Ausnahme von Traumen, praktisch nicht vor, daß es primär aus beiden Nasenseiten blutet. Frustrane Blutstillungsversuche auf der falschen Seite können aber leicht eine zweite Blutung in Gang setzen.

Die *Stärke der Blutung* ist von Bedeutung, um den bisherigen Blutverlust abzuschätzen und das weitere Vorgehen planen zu können. Bei arterieller Blutung (Arteriosklerose, Hypertonie, Morbus Rendu-Osler) fließt das Blut im Strahl aus der Nase, bei Blutungen aus kleineren Gefäßen nur in einer mehr oder weniger raschen Tropfenfolge. Man beachte hierbei die Bildung eines *Blutkuchens* als Zeichen einer ungestörten Gerinnung!

Als nächstes muß man versuchen, die *Blutungsquelle* genauer zu lokalisieren. Durch die Rhinoskopie sind Blutungen am Locus Kiesselbachii meist gut zu erkennen. Profuse Blutungen aus den hinteren Abschnitten der Nase sind schwer zu lokalisieren. Man legt *Wattebäusche,* gut mit Pantocain (1%) und Adrenalin (1:1000) getränkt, in die Nase ein. Durch die Gefäßkontraktion wird das Nasenlumen erweitert und die Blutung geringer, gleichzeitig erzielt man eine Schleimhautanaesthesie. Nach einigen Minuten werden die Wattebäusche sukzessive entfernt. Dabei läßt sich die Blutungsquelle zumindest annäherungsweise einkreisen.

Therapie: Bei mäßig starkem Nasenbluten vom Locus Kiesselbachii (entweder durch Rhinoskopie gesichert oder nach der groben Differentialdiagnose vermutet), kann man versuchen, *die Nasenflügel kräftig zusammenzupressen.* Eine weit vorn gelegene Blutungsquelle wird hierdurch komprimiert. Genügt das nicht, kann man *einen großen Wattebausch mit Adrenalin (1:1000) einlegen* und erneut die Nasenflügel zusammenpressen. Keine sogenannte blutstillende Watte verwenden, da sie die Schleimhaut ganz diffus verätzt, schädigt und sogar neue Blutungen hervorrufen kann!

Der Facharzt wird in diesen Fällen evtl. eine *gezielte Ätzung* (mit Chromsäureperle) oder eine Elektro-Kauterisation vornehmen.

Sind diese Versuche erfolglos, muß eine vordere Tamponade ausgeführt werden.

1.2.1 Technik der vorderen Nasentamponade

Instrumentarium:

  Gute Beleuchtung, Stirnreflektor
  Nasenspekulum
  Kniepinzette, Tamponadenkornzange oder
  spezieller Tamponadenstopfer
  Schere

Tamponadenstreifen, 1–2 cm breit, ca. 50 cm lang (Steht kein fertiger Tamponadenstreifen [z. B. Lambo- oder Duka-Tamponadenstreifen] zur Verfügung, muß ein entsprechender Gazestreifen mit Salbe [Borsalbe o. ä.] bestrichen werden.)
eventuell Schaumgummi, ca. 1 cm dick
Nierenschale
Zellstoff
Schutzumhang oder Gummischürzen für den Patienten und den Arzt
Heftpflaster

Die Tamponade wird am besten in sitzender oder halb liegender Position ausgeführt. Der Kopf muß unterstützt sein oder gehalten werden.

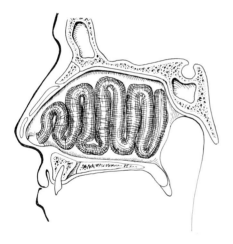

Abb. 1. Vordere fortlaufende Streifentamponade der Nase

Fortlaufende Streifentamponade
Bei Blutung in den *vorderen Nasenabschnitten* kann eine fortlaufende Streifentamponade eingelegt werden. Um zu verhindern, daß der Streifen in den Nasenrachenraum abrutscht, beginnt man am besten hinten weit oben, wo der Streifen sich zwischen mittlerer und oberer Nasenmuschel verfängt. Dann zunächst locker, sobald die Tamponade aber Halt gewinnt, fester stopfen, von hinten nach vorn (Abb. 1).

Liegt die Blutung *weit hinten*, gelingt es mit dieser Methode oft nicht, die Tamponade in der Tiefe fest genug zu stopfen, ohne daß sie in den Nasenrachenraum rutscht. Dann sind andere Techniken möglich:

Zigarettentamponade
Der Gazestreifen wird in einer Länge von ca. 8 cm mehrmals zusammengelegt, so daß sich *zigarettenförmige Röllchen* bilden. Mehrere solcher Röllchen werden dann, am Nasenboden beginnend, übereinandergeschichtet, bis das ganze Nasenlumen dicht ausgefüllt ist (Abb. 2). Zahl der Tamponaderöllchen notieren, damit beim Entfernen später keines vergessen wird!

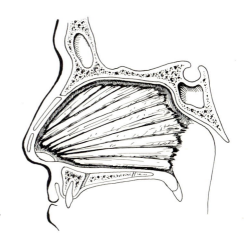

Abb. 2. Schichtenweise Tamponade der Nase mit einzelnen zigarettenförmigen Röllchen

Pfeifenkopftamponade
Aus *Schaumgummi*, ca. 1 cm dick, wird ein L-förmiger oder pfeifenähnlicher Streifen geschnitten und gut mit Salbe bestrichen. Dieser wird mit dem Pfeifenstiel am Nasenboden, mit dem Pfeifenkopf voran, in die Nase geschoben (Abb. 3). Damit er sich in der Nase nicht zusammenstaucht, muß er am Pfeifenkopf mit einer entsprechend langen Kornzange gefaßt werden. Gegen das Widerlager des Pfeifenkopfes läßt sich dann eine *fortlaufende feste Tamponade* stopfen ohne Gefahr, daß sie hinten herunterrutscht (Abb. 4).

Bei jeder festen Tamponade einer Nasenseite sollte auch die *andere Nasenseite* ausgestopft werden, um das Septum zu stützen.
Nach der Tamponade *kontrollieren,* ob noch Blut im Rachen herunterläuft.

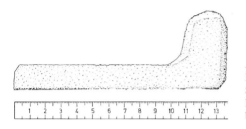

Abb. 3. Pfeifenkopfähnlicher Tampon aus Schaumgummi für weit hinten gelegenes Nasenbluten

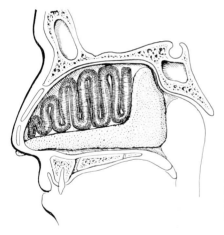

Abb. 4. Pfeifenkopftamponade in situ mit zusätzlicher fortlaufender Streifentamponade

Unterstützende **allgemeine Maßnahmen:**
- *Eiskrawatte,* bzw. Eisbeutel auf den Nacken zur reflektorischen Gefäßkonstriktion.
- *Hämostyptika* (Adrenoxyl, Presomen, Anvitoff usw.).
- Bei Hypertonie *Blutdrucksenkung* (z. B. Modenol).

- Bei großem Blutverlust *Infusionen* mit Plasmaexpander, evtl. Bluttransfusion.
- Bei Störung der plasmatischen *Gerinnungsfaktoren* Cohn'sche Fraktion oder ACC 76.
- Bei *Marcumar-Therapie* Vitamin K (10 mg langsam i.v.).

Kommt die Blutung auf die vordere Tamponade nicht zum Stehen, ist im allgemeinen eine Einweisung in eine Fachklinik indiziert. Ebenso wenn Gerinnungsstörungen oder andere schwerwiegende Begleitkrankheiten vorliegen. Es wird dann wahrscheinlich eine hintere Tamponade nach Bellocq erforderlich. Obwohl sie meist nur vom Facharzt ausgeführt wird, soll sie hier doch so ausführlich beschrieben werden, daß sie auch der Ungeübte im Notfall vornehmen kann.

1.2.2 Technik der hinteren Nasentamponade nach Bellocq

Instrumentarium:
  Gute Beleuchtung, Stirnreflektor
  2 dünne Gummikatheter
  Kornzange
  Mundspatel aus Metall
  abgewinkelte Zange nach Juracz oder ähnliches Instrument
  Bellocq-Tampons
  Schleimhautanaestheticum (Pantocain 0,5 %, Gingicain).

Herstellung des Bellocq-Tampons
Man faltet ein Stück Verbandmull, etwa 30×30 cm groß, mehrfach so zusammen, daß ein festes Paket entsteht, für einen erwachsenen Mann etwa 4 × 3 × 2,5 cm, für ein 5-jähriges Kind etwa 3 × 2,5 × 2 cm. Dieses Paket wird mit 2 dicken Seidenfäden kreuzweise fest verschnürt. Die Knoten beider Fäden liegen jeweils in der Mitte der größten Fläche des Tampons, also einander gegenüber. Von jedem Knoten gehen die 2 freien Fadenenden aus (Abb. 5).

Patient in *halbliegender Position,* den Kopf unterstützt.

Leichte *Schleimhautanaesthesie* des Rachens durch Spray mit Pantocain (1%) oder Gingicain, nur soviel, daß der Würgereiz abgeschwächt ist, nicht zuviel, damit der Patient nicht das herunterlaufende Blut aspiriert!

Gummikatheter von vorn durch die Nase am Nasenboden entlang schieben (horizontal, nicht dem Nasenrücken folgend!), bis er im Rachen erscheint, dort mit der Kornzange fassen und zum Mund herausziehen. Dasselbe auf der anderen Nasenseite.

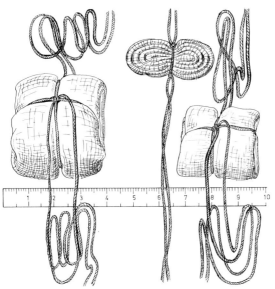

Abb. 5. Bellocq-Tampons verschiedener Größe mit Haltefäden

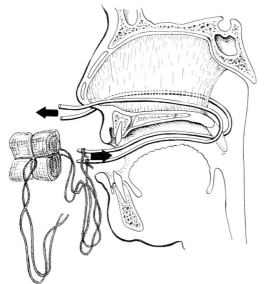

Abb. 6. Einführen einer Bellocq-Tamponade mit Hilfe von 2 Gummischläuchen

Zwei Fäden des Bellocq-Tampons, die von einem gemeinsamen Knoten kommen, an die aus dem Mund herausgeleiteten Katheterenden anknüpfen.
Gummikatheter und anschließend die beiden Fäden zur Nase herausziehen. Damit gelangt der Tampon in den Mund (Abb. 6).

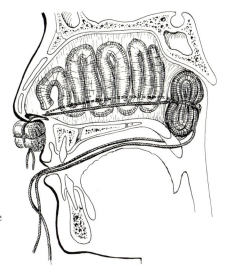

Abb. 7. Bellocq-Tamponade *in situ* mit zusätzlicher fortlaufender Streifentamponade

Tampon in den Nasenrachenraum bringen. Tampon zunächst weit nach hinten und unten in den Rachen führen (Zungengrund mit Spatel kräftig herunterdrücken!), so daß er *hinter die Uvula* kommt.
Die Uvula darf beim Hochschieben des Tampons nicht nach hinten umgeschlagen werden (Stauungen, Nekrose). Mit der Zange nach Juracz oder (oft am besten) mit Zeige- und Mittelfinger einer Hand Tampon in den Nasenrachen fest nach oben drücken, während die andere an den durch die Nase geführten Fäden kräftig zieht. Der Tampon muß so groß sein, daß er den Nasenrachenraum vollständig ausfüllt. Der weiche Gaumen ist dann deutlich vorgewölbt.
Tampon durch ständigen Zug an den Fäden halten und eine *fortlaufende feste vordere Tamponade* gegen das Widerlager des Bellocq-Tampons ausführen (Abb. 7).

Beide Fäden über einem *Tupfer auf dem Nasensteg* fest miteinander verknoten. Ohne dazwischenliegenden Tupfer schneidet der Faden ein! Die beiden anderen Fäden, die zum Mund herausführen, werden an der Wange mit Pflaster befestigt. Sie dienen später zum Entfernen des Tampons.

Die Bellocq-Tamponade ist für den Patienten äußerst quälend, man sollte sie darum nur anwenden, wenn alle anderen Maßnahmen ohne Erfolg sind. Weitere Möglichkeiten der Blutstillung in der Fachklinik bestehen in der *Unterbindung von Gefäßen* (Arteria maxillaris, Aa. ethmoidales, A. carotis externa).

1.3 Blutung aus dem Nasenrachenraum

Die häufigste Ursache für eine Blutung aus dem Nasenrachenraum ist ein *Zustand nach Adenotomie*. Sie wird aber den Notfallarzt nur selten beschäftigen. *Tumoren* des Nasenrachenraumes, die sich primär durch eine starke Blutung bemerkbar machen (bei männlichen Jugendlichen juveniles Nasenrachenfibrom, bei Erwachsenen Carcinome, in allen Altersklassen Sarkome) sind ebenfalls relativ selten. Wird bei einer *Blutung aus den unteren Luftwegen* (Lunge, Bronchien) nur unterdrückt, das heißt mit geschlossenem Mund, gehustet oder gehüstelt, so wird das Blut in den Nasenrachenraum geschleudert und läuft dann sekundär an der Rachenhinterwand herunter. Das kann eine primäre Blutung aus dem Nasenrachenraum oder der Nase vortäuschen. Auch ein weit *hinten gelegenes Nasenbluten* kann überwiegend im Nasenrachenraum in Erscheinung treten, besonders im Liegen.

Diagnose: Bei Zustand nach *Adenotomie* äußerst wichtig: Wie groß kann der erlittene Blutverlust sein? Wie lange und wie stark blutet es schon? Wurde erbrochen? Wieviel? Läuft noch Blut von der Rachenhinterwand herab? Blässe? Praekollaps?

Nasenrachentumoren zeigen sich durch einseitige oder beiderseitige Behinderung der Nasenatmung, die oft schon lange besteht. Nasendurchgängigkeit prüfen: Jedes Nasenloch einzeln zuhalten, ein- und ausatmen lassen.

Hustenreiz spricht mehr für einen primär pulmonalen Prozeß als für sekundäre Blutaspiration. Die Postrhinoskopie ist für den Ungeübten schwierig und bei einer akuten Blutung auch wenig ergiebig.

Therapie: Die Blutung nach *Adenotomie* beruht meist darauf, daß Teile der Rachenmandel zurückgeblieben sind. Sie müssen in einem nochmaligen operativen Eingriff entfernt werden. Der inzwischen erlittene Blutverlust kann bei kleinen Kindern bedrohlich sein, da sie oft über längere Zeit symptomlos das Blut geschluckt haben. *Allgemeinzustand* beachten, evtl. Infusionen oder Tranfusionen! Ist die (durch einen Facharzt vorzunehmende) Nachadenotomie nicht möglich, muß eine *Bellocq-Tamponade* gelegt werden (Technik s. S. 9).

Blutungen aus *Tumoren* sind meist gering und kommen spontan zum Stehen. Fachärztliche Behandlung ist wegen des Grundleidens in jedem Fall erforderlich. Bei Blutungen aus der *Lunge* Überweisung in eine innere Klinik.

1.4 Blutungen aus Mundhöhle, Gaumen und Tonsillen

In diesen Regionen sind verschiedene Ursachen und Blutungsquellen zu unterscheiden:
- Leichte Blutungen vom *Zahnfleisch* bei Gingivitis (häufig)
- Spontane Blutung aus einer *Gaumenmandel* bei akuter Tonsillitis (selten)
- *Apoplektiforme Gaumensegelblutung* (sehr selten).

Die Ätiologie ist nicht genau bekannt. Es tritt ohne erkennbare äußere Ursache ein submucöses Hämatom am weichen oder harten Gaumen auf, das platzt, so daß die Patienten Blut, mit Speichel untermischt, durch Spucken hervorbringen. Sie fühlen sich durch dieses Ereignis oft stark beunruhigt.

- *Nachblutungen nach Tonsillektomie*

Der Notfallarzt hat hiermit nur in Ausnahmesituationen zu tun. Eine Blutung nach Tonsillektomie kann in den ersten postoperativen Tagen massiv und bedrohlich sein, besonders bei Kindern, die über längere Zeit unbemerkt geblutet haben, bis sie dann plötzlich in einen schweren Kollaps geraten. Blutungen mehr als 1 Woche nach der Tonsillektomie sind selten und, wenn sie auftreten, meist geringfügig.

- *Schwerste Blutungen durch Tumoren*

Sie treten auf bei Arrosion großer Gefäße durch fortgeschrittene zerfallende Tumoren der Zunge, der Tonsillen und des Zungengrundes.
Diagnose: Die Nachblutung nach *Tonsillektomie* bereitet diagnostisch keine Schwierigkeiten. Man findet meist ein dickes Blutkoagel im Tonsillenbett der betroffenen Seite. In allen anderen Fällen zunächst anamnestische Abklärung:

Wie wird das Blut hervorgebracht, durch Spucken, Räuspern, Husten, Saugen am Zahnfleisch, Erbrechen?

Wieviel Blut war es? Einzelne Fäden im Speichel, ein Teelöffel voll, eine Tasse? *Hellrot, dunkelrot?*

Untersuchung von Zahnfleisch, Tonsillen, Gaumensegel, Rachenhinterwand, Zunge, Hypopharynx und Larynx mit Mundspatel und durch indirekte Laryngoskopie.

Therapie: Die banalen spontanen Blutungen kommen meist allein schnell zum Stehen. Symptomatisch Eisstückchen zum Lutschen.
Bei *Tonsillektomienachblutung* (wenn der Fachkollege nicht zu erreichen ist) Entfernen des *Blutkoagels* aus dem Tonsillenbett mit einer Kornzange. Austupfen des Wundbettes mit Pantocain (1 %) und Adrenalin. Dann *Umspritzen* des blutenden Wundgebietes mit 0,5% Xylocain mit Epinephrin, anschließend *Kompression mit Stieltupfer*. Der Tupfer darf nicht von der Klemme gelöst im Wundbett belassen werden, da große Gefahr der Aspiration! Evtl. *Ätzen* mit Albothyl. Spritzendes Gefäß mit *Klemme* erfassen und unterbinden. Stärkere Blutungen nach Tonsillektomie gehören unbedingt in stationäre fachärztliche Beobachtung.
Bei Blutung aus einem *ulzerierten Tumor* (Zunge, Tonsille) kann eine lokale Tamponade mit Tabotamp versucht werden. Sie sollte durch einen Faden nach außen gesichert sein. Ist die Blutung bedrohlich, muß eine *Unterbindung der A. carotis externa* vorgenommen werden. Das überschreitet im allgemeinen die Möglichkeit einer Notfallversorgung. Wenn Lymphknotenmetastasen in der Halsregion vorhanden sind oder eine Bestrahlungsbehandlung vorausgegangen war, ist der Eingriff technisch für den Ungeübten nicht leicht. Dann besser die *Carotis nur digital komprimieren* (Abb. 8) und sofortiger

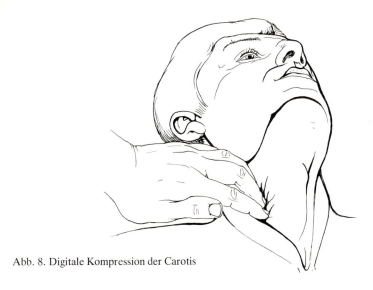

Abb. 8. Digitale Kompression der Carotis

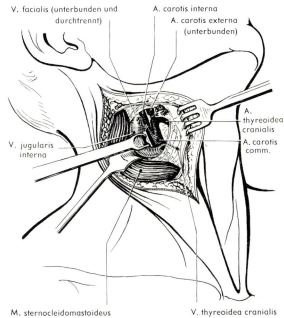

Abb. 9. Unterbindung der A. carotis ext.

Transport in eine Klinik. Gleichzeitig durch geeignete Lagerung und Absaugen dafür sorgen, daß die Atmung frei bleibt und kein Blut aspiriert wird. Eine Intubation wäre günstig, ist aber in der gegebenen Situation sehr schwierig.

1.4.1 Technik der Unterbindung der Arteria carotis externa

Falls möglich, Intubationsnarkose, sonst Lokalanaesthesie mit 0,5 % Xylocain und Epinephrin. Schnitt etwa 10 cm lang am Vorderrand des Musculus sternocleidomastoideus, Durchtrennen des Platysmas, stumpfes Vorgehen in die Halsgefäßscheide. Die V. jugularis interna liegt etwas lateral und vor der Carotis, die Carotis also mehr medial und tiefer. Sie ist durch ihre Pulsation immer gut zu palpieren. Die V. facialis communis kreuzt die Carotis etwa in Höhe der Carotisgabel. Sie wird dort doppelt unterbunden und durchtrennt. Freipräparieren der Carotisgabel. Die Carotis externa ist daran zu erkennen, daß sie Äste abgibt, dicht oberhalb der Gabel die A. thyreoidea cranialis, dann die A. lingualis und die A. facialis. Die Carotis interna liegt etwas weiter dorsal und gibt im Hals keine Äste ab. Man unterbindet die Carotis externa am besten oberhalb der A. thyreoidea cranialis mit fester Seide oder Mersilene (Abb. 9). Eine Unterbindung der Carotis communis führt bei älteren Patienten immer zu einer Halbseitenlähmung und darf nur bei strengster Indikation vorgenommen werden, z. B. Tumorarrosion der Carotis selbst.

Nach der Gefäßunterbindung Einlegen einer Gummilasche in das Operationsgebiet, subkutane und Hautnaht.

1.5 Blutung aus Larynx und Hypopharynx

In dieser Region kommen Blutungen überwiegend bei fortgeschrittenen *zerfallenden Tumoren* vor (Carcinome des Larynx, des Zungengrundes und Hypopharynx). In einem Stadium der Tumorkrankheit, in dem *massive Blutungen* auftreten, sind meist schon alle Behandlungsmaßnahmen erschöpft (Operationen, Bestrahlungen), und die Patienten sind seit längerem tracheotomiert. Die Arrosionsblutung ist dann oft die Erlösung von einem langen Leidensweg.

Diagnose: Das Grundleiden ist dem Kranken oder den Angehörigen meist bekannt. Die Blutung entleert sich schwallartig aus Mund und Tracheostoma. Diagnostische Maßnahmen, etwa die Blutungsquelle näher zu lokalisieren, sind nicht möglich. Einen Hinweis auf die Seite, von der die Blutung kommt, bietet evtl. der äußere Aspekt des

Halses, z. B. Tumordurchbruch nach außen, oder die Kenntnis, an welcher Seite der Tumor begonnen hat.
Therapie: In der Regel kann es sich nur um hinhaltende Maßnahmen handeln. Die einfache Trachealkanüle sollte entfernt und durch einen *Intubationstubus mit aufblasbarer Manschette* ersetzt werden, damit eine Aspiration von Blut verhindert wird. Gleichzeitig *digitale Kompression* der Halsgefäßscheide auf der vermuteten Seite der Blutung. Eine Unterbindung der Carotis externa (s. S. 16) oder der Carotis communis ist in diesen Endstadien von Tumorkrankheiten schwierig und kann als Notfallmaßnahme nur mit Vorbehalt empfohlen werden.

1.6 Blutungen aus Tracheostoma oder Trachealkanüle

s. S. 92

1.7 Blutungen aus Lunge und Bronchien

Diese Blutungen gehören nicht mehr in den Bereich dieses Buches. Sie sollen nur angedeutet werden, da sie bei allen Blutungen, die sich aus Mund und Nase entleeren, differentialdiagnostisch in Erwägung gezogen werden müssen. Aus den tiefen Luftwegen können Blutungen in geringem Ausmaß (leicht blutig tingiertes Sputum), aber auch als tödliche Massenblutung auftreten. Ätiologisch kommen u. a. in Betracht: *Lungen-Tuberkulose* mit Cavernenbildung, *Bronchus-Carcinom, Bronchiektasen, intratracheale Struma*. Das Blut wird mit Hustenstößen entleert. Die Unterscheidung, ob der Husten erst sekundär als Folge einer Aspiration von Blut aus den oberen Luft- und Speisewegen aufgetreten ist, kann schwierig sein.
Diagnose: Schaumiges, hellrotes Blut, das durch *Hustenstöße* hervorgebracht wird. Mangelnde Bildung von Blutgerinnseln, was aber nicht als Zeichen einer Gerinnungsstörung gedeutet werden darf. Ausschluß anderer Blutungsquellen. Blut, das an der Rachenhinterwand herunterläuft, kann beim Hustenstoß mit geschlossenem Mund in den Nasenrachenraum geschleudert worden sein und so eine Blutung aus der Nase oder dem Nasenrachenraum vortäuschen.

Therapie: Ruhigstellung, Dicodid, Hämostyptica (Anvitoff, Adrenoxyl, Presomen u. a.). Falls erforderlich, Infusionen mit Plasmaexpander. Dringende Überweisung in innere Klinik.

1.8 Blutungen aus Oesophagus und Magen

Diese Blutungen sollen hier, wie die aus Lunge und Bronchien, nur erwähnt werden, da sie bei jeder Blutung, die sich aus Mund und Nase entleert, differentialdiagnostisch berücksichtigt werden müsmüssen. Ätiologisch kommen u. a. in Betracht: *Oesophagusvarizen, Erosionen, Tumoren, Hiatushernie, Magenulcera.* Die Blutungen sind meist massiv, so daß die Auswirkungen auf den Kreislauf im Vordergrund stehen. Sie treten durch *Erbrechen* im Schwall in Erscheinung. Blutungen aus dem Magen sind kaffeesatzartig schwarz, Blutungen aus dem Oesophagus dunkelrot.

Diagnose: Ausschluß anderer Blutungsquellen und damit der Möglichkeit, daß es sich um geschlucktes und sekundär erbrochenes Blut handelt. Fahndung nach entsprechenden inneren Leiden (Leberkrankheit, Magengeschwüren usw.).

Therapie: Dringende Einweisung in innere Fachklinik. Als Notfallmaßnahme nur Infusion mit Plasmaexpander, Ruhigstellung. Die Behandlung von Varizenblutungen mit *Senkstaken-* oder *Linton-Nachlas-Sonde* bleibt im allgemeinen dem Facharzt und der stationären Behandlung vorbehalten.

2. Verletzungen

Verletzungen werden mit Recht von den Betroffenen immer als Notfall angesehen. Auch wenn sie nicht in jedem Fall eine Notversorgung durch den zuerst hinzugezogenen Arzt erforderlich machen, muß er doch in der Lage sein, die Situation richtig einzuschätzen, insbesondere Komplikationsmöglichkeiten rechtzeitig zu erkennen. Sofern es sich um *Arbeitsunfälle* handelt, muß immer ein *berufsgenossenschaftliches Facharztverfahren* eingeleitet werden.
Im Hals-Nasen-Ohren-Fachgebiet gibt es sehr typische Verletzungen, die im folgenden nach Lokalisation und Art kurz behandelt werden sollen.

2.1 Othämatom

Durch stumpfe Gewalteinwirkung mit abscherender Richtung kommt es zu einer Ablösung des Perichondriums auf der Vorderseite der Ohrmuschel vom Knorpel und damit zu einer Ansammlung von Blut und Gewebsflüssigkeit in diesem Spalt. Durch Organisation des Ergusses oder eine Sekundärinfektion mit *Perichondritis* kann die Ohrmuschel in der Folge sehr deformiert werden (Blumenkohlohr).
Diagnose: Prallelastische Vorwölbung an der Vorderfläche der Ohrmuschel, immer im oberen Drittel.
Therapie: Punktion und Ablassen des Ergusses unter streng *aseptischen Kautelen*. Cave-Infektion mit nachfolgender Perichondritis! (Abb. 10). Anschließend fester Druckverband. Hierbei müssen die Konturen des Ohrmuschelreliefs durch kleine angefeuchtete Tupfer

sorgfältig ausmodelliert werden. Antibiotischer Schutz (Penicillin). Stellt sich später wieder ein Erguß ein (sehr häufig!), muß eine Operation vorgenommen werden. Überweisung zum Facharzt.

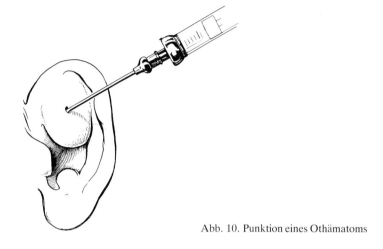

Abb. 10. Punktion eines Othämatoms

2.2 Einriß oder Abriß der Ohrmuschel

Verletzungen, bei denen einzelne Teile der Ohrmuschel nur noch an einer dünnen Gewebsbrücke hängen, haben trotzdem eine *gute Überlebenschance*. Selbst abgetrennte Teile (u. U. die ganze Ohrmuschel) können anheilen, wenn sie bald nach dem Unfall wieder sorgfältig angenäht werden. Mit *Exzisionen* von gequetschten Ohrmuschelteilen sollte man sehr vorsichtig und sparsam sein. Sie heilen oft überraschend gut aus. Andererseits sind Substanzdefekte später sehr störend und nur schwer zu beseitigen. Bei vollständiger Abscherung besteht die Gefahr einer *sekundären Stenose* des Gehörganges. Deswegen nach der Naht Gummiröhrchen in den Gehörgang einlegen. Möglichst nur die Haut nähen, nicht den Knorpel! Evtl. muß ein schmaler Knorpelstreifen exzidiert werden, um die Haut der Wundränder darüber vereinigen zu können.

Diagnose: Besondere diagnostische Maßnahmen sind nicht erforderlich.

Therapie: Lokalanaesthesie mit Xylocain 0,5 % mit Epinephrin durch Umspritzen der Ohrmuschelbasis. Sorgfältige, aber schonende Reinigung der Wunde mit Kochsalzlösung, Desinfektion mit einem milden Antiseptikum. *Primäre Naht* der Wunde mit Wiederaufbau der Ohrmuschel aus allen erhaltenen Teilen. Leichter Druckverband, antibiotischer Schutz, Tetanusprophylaxe.

2.3 Pfählungsverletzung des Ohres

Durch spitze Gegenstände (Haarnadel, Stricknadel, Zahnstocher, Bleistift, Pinselstiel u. dergl.), die bei Reinigungsversuchen oder durch eine Ungeschicklichkeit in den Gehörgang gestoßen werden:

● *Verletzung der Gehörgangshaut*
Häufig, sehr schmerzhaft, relativ harmlos. Falls der Gehörgang nicht durch ein Blutkoagel oder die abgescherte Haut völlig verlegt ist, besteht keine Schwerhörigkeit (Abb. 11).

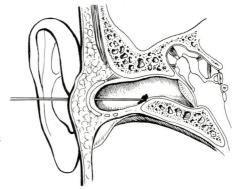

Abb. 11. Verletzung des Gehörganges durch einen spitzen Gegenstand

● *Verletzung des Trommelfelles ohne Luxation der Gehörknöchelchen*
Der Patient hat bei der Verletzung neben dem Schmerz eine knallende oder reißende Gehörsempfindung, anschließend eine Schwerhörigkeit. Gefährlich wegen drohender Mittelohrentzündung (Abb. 12a).

● *Verletzung des Trommelfelles mit Luxation des Steigbügels*

Es tritt sofort heftigster Drehschwindel auf, der anhält oder nach einigen Minuten bis auf ein leichtes Unsicherheitsgefühl abklingt. Die Trommelfellperforation befindet sich hinten oben. Sehr gefährlich wegen sofort einsetzender Labyrinthitis, die in Ertaubung und Meningitis übergehen kann (Abb. 12b).

Alle Ohrverletzungen sind sehr ernst zu nehmen.

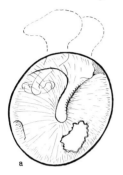 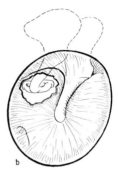

Abb. 12a und b. Direkte Verletzung des Trommelfelles. a ohne, b mit Gefahr einer Luxation des Steigbügels

Diagnose: Auswertung der Vorgeschichte nach Unfallhergang und den subjektiven Beschwerden. Schwerhörigkeit, Schwindel, Übelkeit, Erbrechen?

Vorsichtige Entfernung der Blutkoagula, am besten durch Absaugen. *Keine Ohrspülung!* Die Gehörgangsverletzung ist meist bei der Untersuchung sehr schmerzhaft.

Sorgfältige Inspektion des Trommelfelles. Ist das Trommelfell wegen Blutauflagerungen nicht sicher zu beurteilen, kann man vorsichtig den *Valsalva'schen Versuch* ausführen lassen: Nase zuhalten, Luft in die Nase pressen lassen, gleichzeitig otoskopische Beobachtung. Bei einer Trommelfellperforation entweicht die Luft sicht- und hörbar. (Näheres s. S. 129).

Bei Verdacht auf Luxation des Steigbügels sollte man diesen Versuch unterlassen, da er zu einer zusätzlichen labyrinthären Reizung führen kann. Die Angabe, daß nach der Verletzung Schwindel bestanden hat, ist ohnehin beweisend für eine Verletzung des Mittelohres mit Perforation des Trommelfelles.

Fahnden nach spontanem und latentem *Nystagmus* (s. S. 135)!

Hörbefund: Bei Trommelfellperforation mit oder ohne Steigbügelluxation, aber auch bei Verlegung des Gehörganges durch Blut besteht eine Schalleitungsschwerhörigkeit. Beim Weber'schen Versuch (Stimmgabel auf dem Scheitel) wird der Ton ins geschädigte Ohr lateralisiert, beim Rinne'schen Versuch (Stimmgabel abwechselnd vor und hinter dem Ohr) wird die Knochenleitung besser gehört als die Luftleitung. (Rinne negativ) (s. S. 126).

Therapie: Bei *Gehörgangsverletzung* Adaptation der abgescherten Haut, antibiotischer Puder, Terramycin, Nebacetin, steriler Ohrverband. Falls erforderlich, Tetanusprophylaxe.

Bei *Trommelfellperforation* ohne Verdacht auf Steigbügelluxation Überweisung zum Facharzt möglichst innerhalb der nächsten 12 Stunden. Zwischenzeitlich antibiotische Prophylaxe (Tetracyclin per os). Evtl. ist eine operative Aufrichtung der umgekrempelten Trommelfellränder erforderlich. Bei Verdacht auf *Steigbügelluxation* dringende Überweisung in HNO-Fachklinik. Dort evtl. operative Revision mit Reposition des Steigbügels.

2.4 Schweißperlenverletzung des Ohres

Typischer *Arbeitsunfall* beim Schweißen über Kopf: Herabtropfendes flüssiges oder glühendes Metall fällt in den Gehörgang. Entweder verfangen sich die Schweißperlen in der Krümmung des Gehörganges und brennen sich in die Haut ein, oder sie erreichen das Trommelfell und verursachen dort eine Perforation. Die Schweißperle liegt dann in der Paukenhöhle. Schädigungen des Innenohres sind selten. Die Trommelfellverletzung führt immer zu einer *akuten Mittelohrentzündung* mit schlechter Heilungstendenz und der Neigung zum Übergang in eine chronische Eiterung.

Diagnose: Der Unfallhergang wird immer zutreffend geschildert. Otoskopisch findet man die in die Gehörgangshaut eingebrannte Schweißperle oder eine glatt begrenzte *kreisrunde Perforation* des Trommelfelles. Liegt die Verletzung einige Stunden zurück, sind evtl. schon Reaktionen einer *Mittelohrentzündung* zu erkennen: Rötung des Trommelfelles, beginnende Sekretion.

Funktionell besteht eine *Schalleitungsschwerhörigkeit:* Beim Weberschen Versuch (Stimmgabel auf dem Scheitel) wird der Ton in das kranke Ohr lateralisiert (s. S. 126).

Beim Rinne'schen Versuch (Vergleich Luft- und Knochenleitung) wird der Ton auf dem Warzenfortsatz besser gehört als vor dem Ohr.

Therapie: Überweisung zum HNO-Facharzt zur Einleitung eines *berufsgenossenschaftlichen Heilverfahrens*. Sofern möglich, muß die Schweißperle unter dem Operationsmikroskop entfernt werden. Als überbrückende Maßnahmen können Ohrentropfen mit Antibiotikum und Cortisonderivat gegeben werden (z. B. Scheroson-Ohrentropfen oder Incut).

2.5 Indirekte Trommelfellverletzung

Eine Trommelfellzerreißung kann außer durch direkte Einwirkung (s. oben) auch durch plötzlichen Druck entstehen. Häufigste Ursachen: *Schlag auf das Ohr* mit der flachen Hand, *Sprung ins Wasser* mit Aufschlagen des Ohres, Tauchen in größere Wassertiefe, *Kuß* auf das Ohr, *Explosionsdruckwelle.*

Der Patient spürt mit einem plötzlichen stechenden Schmerz, daß etwas im Ohr zerrissen ist. Es bleibt ein taubes Gefühl und eine deutliche Schwerhörigkeit. Beim Schwimmen und Tauchen kann durch Eindringen des kalten Wassers in das Mittelohr zusätzlich heftiger Schwindel auftreten. Schmerzen bestehen nach der Trommelfell-Perforation nicht mehr, es sei denn, daß sich eine aktue Mittelohrentzündung daraus entwickelt. Das Ausmaß der Schwerhörigkeit läßt keinen verläßlichen Rückschluß auf die Größe, den Sitz und die Behandlungsbedürftigkeit der Trommelfell-Perforation zu. Bei Explosionstraumen ist auch mit einer Schädigung der Gehörknöchelchen und des Innenohres zu rechnen.

Diagnose: Die Vorgeschichte wird immer mit Darstellung der äußeren Umstände geschildert. Otoskopisch Trommelfell-Perforation, immer in der Pars tensa, oft schlitzförmig, so daß sie nur schwer zu erkennen ist. Das ist auch der Fall, wenn sie vorn unten liegt und durch die vordere Gehörgangswand verdeckt wird. Bei Explosionstraumen kann das Trommelfell wie ausgestanzt erscheinen.

Ist der otoskopische Befund schwer zu beurteilen, lasse man den Valsalva'schen Versuch ausführen: Nase zuhalten und Luft in die Nase pressen lassen

(s. S. 129), otoskopisch beobachten. Ein geschlossenes Trommelfell wölbt sich sichtbar vor, bei einer Perforation entweicht die Luft durch das Ohr.
Funktionell immer *Schalleitungsschwerhörigkeit:* Beim Weber'schen Versuch (Stimmgabel auf dem Scheitel) wird der Ton in das kranke Ohr lateralisiert.
Beim Rinne'schen Versuch (Vergleich Luft- und Knochenleitung) wird der Ton auf dem Warzenfortsatz besser gehört als vor dem Ohr (s. S. 126).
Bei Explosionstraumen ist auch eine Innenohrschädigung möglich, in seltenen Fällen sogar eine vollständige Taubheit.

Therapie: Jede frische Trommelfell-Perforation sollte baldmöglichst einem HNO-Facharzt vorgestellt werden, da zu entscheiden ist, ob eine *operative Adaptation* der Perforationsränder oder andere Maßnahmen nötig sind. Ein fachärztlicher Befund ist auch aus *forensischen Gründen* erwünscht, wenn später mit Regreßansprüchen zu rechnen ist (Schlag auf das Ohr).
Bei Trommelfell-Perforationen, bei denen eine Infektion des Mittelohres zu befürchten ist, (eingedrungenes Badewasser) ist eine prophylaktische Behandlung mit einem Antibioticum allgemein und lokal (z. B. Tetracyclin per os und als Ohrentropfen, Incut) angezeigt.
Bei sterilen Verletzungen sind vor Beginn der fachärztlichen Behandlung (Versorgung unter dem Operationsmikroskop) kaum besondere Notfallmaßnahmen erforderlich, jedoch unbedingt Vermeidung einer Sekundärinfektion durch sterile Abdeckung des Ohres. *Auf keinen Fall Ohrspülung!*

2.6 Gehörgangsvorderwandfraktur

Beim Sturz auf das Kinn kann das Köpfchen der Mandibula die Gehörgangsvorderwand frakturieren und die Haut am Übergang vom knorpeligen zum knöchernen Gehörgang abscheren. Es kommt zu einer *Blutung aus dem Ohr,* die leicht als Zeichen einer Pyramidenlängsfraktur fehlgedeutet wird. Zusätzlich kann eine Fraktur des Kiefergelenksköpfchens bzw. des Halses bestehen.
Diagnose: Rekonstruktion des Unfallherganges. Verletzungsspuren (Platzwunde, Prellung) am *Kinn*? Bewegung des *Kiefergelenkes* (besonders die Mahlbewegung) ist schmerzhaft, Druckschmerz vor dem

Tragus. Otoskopisch Blutansammlung; nach Absaugen ist der Einriß der Gehörgangsvorderwand zu erkennen.

Trommelfell o. B., *keine Schwerhörigkeit.* Beim Weber'schen Versuch (Stimmgabel auf dem Scheitel) wird in Kopfmitte gehört, beim Rinne'schen Versuch (Vergleich Luft- und Knochenleitung) wird die Stimmgabel vor dem Ohr besser gehört als auf dem Warzenfortsatz (Rinne positiv).

Therapie: Im allgemeinen keine Notfallmaßnahmen erforderlich. Überweisung zum HNO-Facharzt. Die Behandlung muß einer Stenosierung des Gehörganges vorbeugen. Evtl. auch kieferchirurgische Behandlung erforderlich.

2.7 Pyramidenlängsfraktur

Es ist die häufigste Form der Schädelbasisfrakturen bei stumpfem Schädeltrauma. Die Fraktur läuft auf der Oberkante der Pyramide durch den Trommelfellrahmen in das Dach des Gehörganges. Es findet sich immer eine meist geringe *Blutung aus dem Ohr,* evtl. auch *Liquorfluß,* ein *Trommelfelleinriß* am Dach des Gehörganges, der aber im frischen Stadium wegen der Blutung oft nicht direkt zu sehen ist. *Schalleitungsschwerhörigkeit,* evtl. auch Beteiligung des Innenohres; in der Regel keine labyrinthäre Symptomatik. Der *Facialis* kann betroffen sein (s. S.148). Die aktue Gefahr besteht in einer *aszendierenden Infektion:* Mittelohrentzündung, Meningitis.

Diagnose: Stumpfes Schädeltrauma, Gewalteinwirkung auf die Kalotte (Platzwunde?).

Blutung aus dem Ohr? Liquor? Differentialdiagnose: Gehörgangsvorderwandfraktur (s. oben) oder Blut, das von einer äußeren Verletzung in das Ohr gelaufen ist. Keine weiteren Manipulationen im Gehörgang vornehmen!

Schalleitungsschwerhörigkeit:

Beim Weber'schen Versuch (Stimmgabel auf dem Scheitel) wird der Ton in das verletzte Ohr lateralisiert.

Beim Rinne'schen Versuch (Vergleich Luft- und Knochenleitung) wird die Stimmgabel auf dem Warzenfortsatz besser gehört als vor dem Ohr (Rinne negativ). (s. S.126).

Auf *Spontannystagmus* achten! *Facialis*!

Therapie: Außer einem sterilen Verband des Ohres ist eine besondere Notfalltherapie nicht erforderlich. Sofern keine anderen Verletzungen vorliegen, Überweisung in HNO-Fachklinik. Verzögert sich der Transport, sollte mit einer antibiotischen Prophylaxe (1 Mill. E. Penicillin) begonnen werden. In der Klinik meist *rein konservative Therapie,* nur bei Facialislähmung evtl. operative Dekompression des Nerven.

2.8 Pyramidenquerfraktur

Sie wird wie die Längsfraktur durch ein stumpfes Schädeltrauma verursacht, ist aber seltener als diese. Die Bruchlinie geht quer durch das Labyrinth oder den inneren Gehörgang. Das Trommelfell bleibt *intakt,* es kommt aber zu einer *Blutung in die Paukenhöhle* (Hämatotympanon). Die *Innenohrfunktionen* (cochleäre und vestibuläre) sind sofort irreversibel ausgefallen, der *Facialis* ist oft betroffen. Gelegentlich *Liquorfluß über die Tube* zum Nasenrachenraum, so daß er aus der Nase tropft. Die akute Gefahr besteht in der *aszendierenden Infektion* mit Übergang in eine Meningitis.

Diagnose: Stumpfes Schädeltrauma, Gewalteinwirkung auf die Kalotte (Platzwunde?). Starkes Schwindelgefühl (Drehschwindel), Übelkeit, Erbrechen.

Keine Blutung aus dem Ohr, aber Hämatotympanon: Trommelfell dunkelblau, intakt.

Deutlicher *Spontannystagmus* zum gesunden Ohr.

Völlige *Taubheit* des betroffenen Ohres. Beim Weber'schen Versuch (Stimmgabel auf dem Scheitel) wird der Ton in das gesunde Ohr lateralisiert. Beim Rinne'schen Versuch (Vergleich Luft- und Knochenleitung) wird der Ton vor dem Ohr nicht gehört, vom Warzenfortsatz aber meist in das gesunde Ohr übergehört (Rinne scheinbar negativ). Facialis!

Therapie: Eine besondere Notfalltherapie ist nicht erforderlich. Sofern keine anderen Verletzungen vorliegen, Überweisung in HNO-Fachklinik. Dort in der Regel rein konservative Behandlung.

2.9 Nasenbeinfraktur, Septumhämatom

Es ist die häufigste Verletzung des Gesichtsschädels und findet sich isoliert oder in Verbindung mit anderen Frakturen. Oft ist neben dem knöchernen Gerüst auch das knorpelige Septum frakturiert. Besonders bei Kindern kann das die einzige Verletzungsfolge sein. Die *Septumfraktur* führt zu einem Hämatom zwischen den Schleimhautblättern, das das ganze Nasenlumen ausfüllen kann. Das Hämatom infiziert sich leicht und geht in einen Abszeß über, durch den der Knorpel eingeschmolzen wird. Das hat schwere Deformitäten und bei Kindern Wachstumsstörungen der Nase zur Folge. Unkorrigierte Nasenbeinfrakturen hinterlassen kosmetisch störende Formveränderungen der Nase und häufig eine Behinderung der Luftpassage.

Diagnose: Schiefstellung der Nase oder Sattelbildung, subkutanes Hämatom, oft auf die Augenlider übergreifend (Brillenhämatom). Krepitation und abnorme Beweglichkeit. Bei *Septumhämatom* ist die Nasenatmung behindert oder aufgehoben. Rhinoskopisch sieht man, daß das Septum ballonförmig aufgetrieben ist.
Eine *Röntgenuntersuchung* (weiche seitliche Aufnahme) kann die Diagnose erhärten; ein negatives Röntgenbild schließt aber eine Fraktur nicht aus. Der klinische Befund ist entscheidend.

Therapie: Eine Notfalltherapie ist nur nötig, wenn die Verletzung mit starkem *Nasenbluten* einhergeht (s. S. 5). Ein *Septumhämatom* sollte innerhalb von 24 Stunden durch Punktion oder Inzision abgelassen werden. Anschließend feste Tamponade beider Nasenlumina und hochdosierte antibiotische Prophylaxe (s. auch S. 104).
Die Nasenbeinfraktur sollte innerhalb von 3 Tagen reponiert werden. Offene Verletzungen, etwa auf dem Nasenrücken, müssen primär durch Naht oder Verband versorgt werden; Tetanusprophylaxe und Antibiotikum.

Reposition einer Nasenbeinfraktur
Kurznarkose, i. v. oder mit Maske, bei Gefahr einer stärkeren Blutung besser Intubation; oder
Lokalanaesthesie: Einstich am Ansatz des Nasenflügels, Infiltration fächerförmig entlang der seitlichen Nasenwand bis zur Nasenwurzel

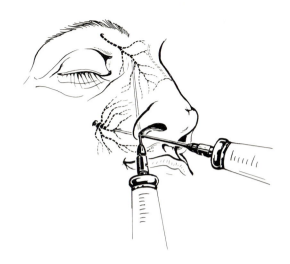

Abb. 13. Infiltrationsanaesthesie zur Einrichtung einer Nasenbeinfraktur

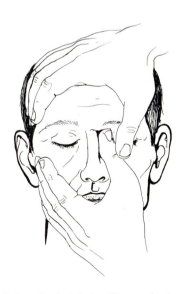

Abb. 14. Einrichtung einer Nasenbeinfraktur durch einfachen Daumendruck

und zum Foramen infraorbitale, jederseits 5 ml 1% Xylocain mit Epinephrin (Abb. 13).

Kräftiger Druck mit beiden Daumen auf die abgewichene Nasenseite (Abb. 14). Die Nase läßt sich dadurch meist in die Mittellinie

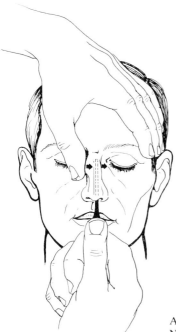

Abb. 15. Aufrichten des eingesunkenen Nasengerüstes mit einem Elevatorium

reponieren. Ist vorwiegend die eine Nasenseite eingedrückt oder der Nasenrücken eingesunken, wird ein kräftiges stumpfes Elevatorium in diese Nasenseite eingeführt: dann Anheben und seitlicher Zug mit dem Elevatorium bei gleichzeitigem Daumendruck von außen (Abb. 15)

Tritt bei der Reposition eine stärkere Blutung auf, muß eine *vordere Tamponade* vorgenommen werden (s. S. 5). Fixation des Nasengerüstes von außen durch *Aluminium-* oder *Gipsschiene*.

2.10 Nasennebenhöhlenfrakturen, Mittelgesichtsfrakturen

Hier handelt es sich um sehr verschiedenartige Verletzungsfolgen, die alle einer fachärztlichen Behandlung bedürfen, aber in der Notfallversorgung eine nachgeordnete Rolle spielen. Frakturen der *Stirnhöhle* können mit Platzwunden und deutlicher Impression der Stirn verbunden, aber auch klinisch ganz unauffällig sein. Trotzdem kann dahinter bei Fraktur der Stirnhöhlenhinterwand, des Siebbeindaches oder der Keilbeinhöhle ein *Durariß mit Liquorrhoe* verborgen sein. Ein Monokel- oder Brillenhämatom ohne Nasenbeinfraktur ist immer sehr verdächtig auf einen Schädelbasisbruch.

Bei einer Fraktur der *Lamina papyracea* (dünne Knochenwand zwischen Siebbeinlabyrinth und Orbita) wird durch Schneuzen leicht Luft in die Orbita gepreßt, so daß sich dort ein *Luftemphysem* ausbildet. Der Patient hat sofort das Gefühl, daß sein Auge hervortritt und ist dadurch sehr beunruhigt. Gelegentlich passiert das auch schon nach einem banalen Trauma oder gar spontan nur durch heftiges Schneuzen.

Bei einem *Schlag auf das Auge* (Faustschlag, Tennisball) kann der Orbitainhalt so in die Augenhöhle getrieben werden, daß die Wand an einer Stelle nachgibt (*Blow out-Fraktur*). Das ist typischerweise am Boden der Orbita, bzw. dem Dach der Kieferhöhle der Fall. Der Bulbus ist dann eingesunken, es können Doppelbilder bestehen durch Einklemmung des Musculus rectus inferior im Bruchspalt; der Nervus infraorbitalis ist geschädigt (Sensibilitätsstörungen). Der *Oberkiefer* kann in den verschiedenen Typen nach Le Fort frakturiert sein. Das *Jochbein* ist oft isoliert oder in Verbindung mit der Begrenzung der Orbita und der Kieferhöhle gebrochen. Es bestehen dann eine Kieferklemme durch den Zug des Musculus masseter am Jochbein, eine Stufenbildung an der unteren Orbitabegrenzung, evtl. Doppelbilder, äußerlich sichtbare Abflachung des Jochbogens. Frakturen des *Unterkiefers* stellen besondere Probleme, die kieferchirurgisch behandelt werden müssen.

Diagnose: In der Notfallsituation genügt es, die Schwere und die spezifische Behandlungsbedürftigkeit der Verletzungen richtig einzuschätzen. Eine genaue Abklärung ist nur durch spezielle Röntgenaufnahmen und eingehende Untersuchung möglich.

Ein Luftemphysem der Orbita ist durch die prallelastische Vorwölbung und das typische Knistern bei der Palpation zu erkennen. Oberkieferfrakturen zeigen sich oft durch abnorme Beweglichkeit des Oberkiefers gegenüber der Schädelbasis, Unterkieferfrakturen durch mangelhafte Okklusion.

Immer orientierende Untersuchung der *Beweglichkeit der Bulbi* und des *Visus*, sowie der *Sensibilität* im Bereich der Nervenaustrittspunkte supraorbital und infraorbital!

Therapie: In allen Fällen Einweisung in Fachklinik. Eine Notfallversorgung ist nur bei profusem Nasenbluten erforderlich (s. S. 5).

2.11 Kiefergelenksluxation

Durch eine seitlich gegen den Unterkiefer gerichtete Gewalteinwirkung kann es zur *einseitigen* Luxation des Kiefergelenkes kommen, durch übermäßiges Gähnen bei habituell schlaffer Gelenkkap-

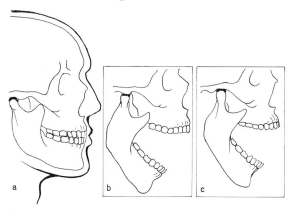

Abb. 16 a–c. Luxation des Unterkiefers. a Mund geschlossen, b Kiefergelenk bei physiologischer Mundöffnung, c Luxation des Unterkiefers

sel auch zur *doppelseitigen*. Der Unterkiefer ist dann in geöffneter, gerader oder schiefer Stellung fixiert und kann nicht mehr geschlossen werden (Abb. 16). Das Kiefergelenkköpfchen bewegt sich bei der physiologischen Öffnung mit dem Diskus aus der Pfanne nach vorn auf das Tuberculum articulare. Bei der Luxation rutscht es über den Höhepunkt des Gelenkhöckers nach vorn und kann von dort nicht wieder zurückgeführt werden. Der Zustand ist für den Patienten sehr quälend.

Diagnose: Das einwirkende Trauma oder die habituelle Neigung zur Kiefergelenksluxation sind bekannt. Die Situation mit dem geöffneten, gerade- oder schiefstehenden Unterkiefer ist unverkennbar.

Therapie: Eine Narkose ist meist entbehrlich. Bei starken Schmerzen und Verkrampfung Dolantin i. v. Reposition des Unterkiefers im Sitzen. Kopf des Verletzten halten lassen. Der Arzt legt beide Daumen auf die unteren Backenzahnreihen und umfaßt mit den übrigen Fingern den horizontalen Unterkieferast. Dann kräftig nach *unten* drücken, damit das Kiefergelenksköpfchen über den Gelenkhöcker gleiten kann, und nach hinten führen. Man muß sich darauf gefaßt machen, daß der Kiefer kraftvoll einschnappt. Am besten einen dicken *Gummikeil* oder *zusammengerollte Binde* zwischen die Frontzähne stecken (Abb. 17). Zur Nachbehandlung Kinnschleuder und Schonkost.

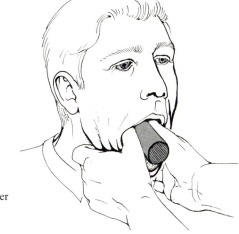

Abb. 17. Einrenken einer Unterkieferluxation

2.12 Zungenbiß

Durch Gewalteinwirkung gegen das Kinn bei geöffnetem Mund oder im Zusammenhang mit Krämpfen kann es zu einem Zungenbiß kommen. Die Blutung kann beträchtlich sein. Die Heilungstendenz auch bei großen Verletzungen ist sehr gut.

Diagnose: Diagnostische Probleme ergeben sich nicht.

Therapie: Bei größeren Verletzungen ist eine chirurgische Versorgung durch Naht erforderlich. Bei Erwachsenen in Lokalanaesthesie (0,5% Xylocain mit Epinephrin), bei Kindern in Intubationsnarkose werden tiefgreifende Einzelknopfnähte gesetzt, mit denen die Zungenschleimhaut und die Muskulatur gleichzeitig gefaßt werden. Gegen ein evtl. Oedem Decortin. Ist eine chirurgische Versorgung nicht gleich möglich, können Eisstückchen zur Blutstillung gegeben werden.

2.13 Pfählungsverletzung des Gaumens

Bei Kindern ein recht häufiges Vorkommnis. Sie halten einen Stock im Mund und stürzen damit. Verletzungen des Knochens (harter Gaumen) sind selten, dagegen können tiefe Pfählungsverletzungen in der *peritonsillären Region* und Perforationen des weichen Gaumens auftreten. Die Blutung ist meist gering, die Prognose im allgemeinen günstig.

Diagnose: Nach Schilderung des Unfallherganges und dem leicht zu erhebenden Befund ergeben sich diagnostisch keine Schwierigkeiten. Es ist genau zu eruieren, welcher Art der verletzende Gegenstand war. Besteht die Möglichkeit, daß ein *abgebrochener Teil* in der Wunde steckt? Ist eine schwerwiegende *Infektion* zu erwarten?

Therapie: Bei fetziger Abscherung von größeren Teilen des Mucoperiostes vom harten Gaumen oder bei einer Perforation des weichen Gaumens ist eine primäre Naht erforderlich, die in Intubationsnarkose auszuführen ist. Bei Verdacht auf *eingespießte Fremdkörper* sorgfältige Sondierung und evtl. Revision des Wundgebietes.

Immer Tetanusprophylaxe und Infektionsprophylaxe durch Breitbandantibiotikum (Tetracyclin oder Ampicillin).

2.14 Stumpfes Halstrauma

Prellungen des Halses können *Frakturen* des knorpeligen Kehlkopfgerüstes und in Verbindung damit submucöse Hämatome im Larynx verursachen. Sie machen sich innerhalb kurzer Zeit durch Heiserkeit und zunehmende Luftnot bemerkbar und sind deswegen unter dem Leitsymptom „Atemnot" ausführlich abgehandelt (s. S. 70). Wegen traumatischen Abrisses der Trachea s. S. 70.

Ein Schlag auf die seitliche Halsregion (Glomus caroticum) kann auch ohne Verletzung einen schweren *Schockzustand* mit langsamer Herzfrequenz und Blutdruckabfall bewirken.
Diagnose: Bei isoliertem Trauma des Halses wird der Ort der Gewalteinwirkung vom Verletzten meist richtig geschildert. Bei Mehrfach-Verletzungen und retrograder Amnesie fehlen dagegen oft Angaben, die auf ein stumpfes Halstrauma hinweisen. Bei Auftreten von *Heiserkeit* und *Luftnot* nach einem Trauma muß daran gedacht werden. Palpatorisch Druckschmerz des Kehlkopfes, eventuell *Luftemphysem,* selten Krepitation. Subkutanes Hämatom. Laryngoskopisch sieht man blaurote Hämatome der Kehlkopfschleimhaut.
Therapie: Eiskrawatte, Ruhigstellung des Halses. Sofort Einweisung in HNO-Fachklinik. Falls dringend erforderlich, Intubation, Coniotomie oder Tracheotomie (s. S. 72).

2.15 Offene Halsverletzung

Durch Unfälle oder in suizidaler Absicht kommen offene Halsverletzungen vor. Die Gefahr besteht darin, daß die Luftwege meist in Höhe des Kehlkopfes eröffnet sind und durch Verschiebung der Weichteilschichten verlegt werden und dadurch *Erstickungstod* droht. Die Blutung ist immer beträchtlich, und es kommt zur massiven *Aspiration* in die offenen Luftwege. Eine Verletzung der Carotiden ist wegen der geschützten Lage der Gefäße selten, wäre auch in wenigen Minuten tödlich, so daß jede Hilfe zu spät kommt. Bei Eröffnung einer Vena jugularis interna besteht die Gefahr einer Luftembolie.
Diagnose: Die wichtige Feststellung, ob die *Luftwege eröffnet* sind, ergibt sich aus der einfachen Inspektion: die Luft entweicht bei der Ausatmung unter Blasenbildung im Wundgebiet. Ist das auch bei Überstreckung des Halses und Hustenlassen (sofern der Verletzte ansprechbar ist) nicht der Fall, kann eine Eröffnung der Luftwege praktisch ausgeschlossen werden. Eine Frakturierung des Larynxgerüstes mit *innerer Hämatombildung* ist dennoch möglich.
Wie ist die Stimme?
Atmung frei?
Laryngoskopie!

Therapie: Bei Eröffnung der Luftwege den Defekt aufsuchen, durch Wundhaken spreizen und *Intubationsschlauch* einführen. Auskultatorisch Kontrolle der richtigen Lage des Tubus (s. S. 77). Aufblasen der Manschette, um weitere Aspiration zu verhindern. Blutstillung größerer Gefäße. Sofort Einweisung in HNO-Klinik zur weiteren Versorgung. Tetanusprophylaxe.

Bei nicht eröffnetem Luftweg, einfache Wundversorgung oder Notverband, Tetanusprophylaxe. Beobachtung hinsichtlich evtl. später auftretender Luftnot durch innere Hämatome. Am besten auch Einweisung in Fachklinik.

3. Verätzungen und Verbrühungen

Verätzungen der Speiseröhre kommen vor, wenn durch ein Versehen oder in suizidaler Absicht eine Säure oder Lauge geschluckt wird. Für die Beurteilung der Gesamtsituation ist diese Unterscheidung sehr wichtig. Bei *suizidaler Absicht* ist damit zu rechnen, daß
- *ein ernstgemeinter Suizidversuch* vorliegt, der eine entsprechende psychische Betreuung erfordert,
- *größere Mengen* der ätzenden Substanz getrunken wurden, etwa eine ganze Tasse voll,
- *zusätzlich andere Mittel* genommen wurden, Tabletten, Alkohol in toxisch wirkender Menge.

Versehentlich werden ätzende Flüssigkeiten nur in geringer Menge, etwa 1–2 Schluck getrunken, meist durch Verwechslung von Flaschen oder durch kleine Kinder.

Die häufigsten Verätzungen erfolgen durch *Essigessenz, Salzsäure, Schwefelsäure, Natronlauge (Bretzellauge), Salmiakgeist*. Kleinkinder nehmen oft auch *kristalline Substanzen* in den Mund, z. B. die verschiedenen zur Reinigung von Backöfen, Ausgüssen oder Toiletten empfohlenen Salze.

Akute Gefährdung in den ersten Stunden:
- *Schockzustand* mit Verschiebungen der Elektrolyte (Azidose oder Alkalose, Nierenversagen) evtl. auch Hämolyse,
- *Glottisoedem* mit Atemnot,
- *Perforation* des Oesophagus oder des Magens mit nachfolgender Mediastinitis bzw. Peritonitis oder eine Arrosionsblutung.

In der **weiteren Entwicklung,** 1–2 Wochen nach der akuten Verätzung:
- *narbige Striktur* des Oesophagus evtl. auch des Pylorus.

Verbrühungen treten meist bei kleinen Kindern auf, die kochend heißen Kaffee oder dergl. trinken. Die Gefahr eines Glottisoedems ist hierbei sehr groß, die Spätfolgen (Oesophagusstenose) sind jedoch geringer.

Diagnose: Die Situation, daß eine Verätzung vorliegt, ist aus den äußeren Umständen immer ersichtlich. Es sollte versucht werden, einwandfrei zu klären, ob es sich um eine *suizidale* oder *versehentliche* Verätzung handelt, *was* getrunken wurde und *wieviel,* ob die Substanz wirklich *geschluckt* worden ist, oder ob sie nur im Mund war und gleich ausgespuckt wurde (z. B. recht häufig beim Pipettieren).

Nach Möglichkeit sollte etwas von der Substanz zur *genauen Analyse* sichergestellt werden. Die Verätzung hinterläßt typische *Verätzungsspuren* an der Zunge und im Rachen. Das Ausmaß dieser Veränderungen ist jedoch kein sicherer Hinweis auf die Schwere der Verätzung in der Speiseröhre. Substanzen, die nur im Mund waren, dann aber sofort ausgespuckt wurden, hinterlassen u. U. deutlichere Veränderungen an der Mundschleimhaut als Substanzen, die in suizidaler Absicht in großen Schlucken „hinuntergestürzt" worden sind. Die Schleimhautverätzungen zeigen sich durch starke Rötung, flache Erosionen und Fibrinbeläge. Sie sind bei der Untersuchung äußerst schmerzempfindlich.

Laryngoskopisch sind die Verätzungen im Hypopharynx zu erkennen, gegebenenfalls ein Schleimhautoedem.

Beachtung des *Allgemeinzustandes:* Schock, Praekollaps, Blässe, Cyanose, Blutdruck, Puls, Urin?

Therapie: Versuche, die geschluckte Säure oder Lauge zu *neutralisieren,* sind von zweifelhaftem Wert. Die geringen Mengen beim versehentlichen Schlucken werden durch den Kontakt mit der Oesophagusschleimhaut und im Magen schon weitgehend neutralisiert, bzw. verdünnt. Bei suizidalen Verätzungen, die frühzeitig in Behandlung kommen, ist allerdings ein Versuch einer Neutralisation gerechtfertigt:

- Bei *Säureverätzung* aufgeschwemmte *Magnesia usta* (kein Natriumbicarbonat, da es zu starker Gasentwicklung führt!),
- bei *Laugenverätzung Zintronensäure* oder verdünnte *Essigsäure.*

Stehen diese Mittel nicht schnell genug zur Verfügung, kann auch *Milch* verabfolgt werden, die eine beträchtliche Pufferkapazität hat, im äußersten Notfall zur Verdünnung auch einfaches *Wasser.*

Besteht der geringste Verdacht, daß zusätzlich Tabletten genommen wurden, sollte vorsichtig eine *Magenspülung* durchgeführt werden.
Im übrigen sofortige stationäre Einweisung.

Allgemeine Notfallmaßnahmen:
- *Schockbehandlung* durch Infusion von Plasmaexpander und Elektrolytlösungen
- *Schmerzmittel* (Opiate)
- *Antibiotische Prophylaxe* wegen der drohenden Mediastinitis oder Peritonitis,
- *Corticoide* (bei Erwachsenen 50 mg Decortin) gegen das drohende Glottisoedem und zur Vorbeugung gegen die spätere Stenosierung des Oesophagus.

Bei starkem *Glottisoedem* kann eine *Tracheotomie* erforderlich werden. Ist das Ausmaß der Verätzung nicht zu beurteilen, ist unbedingt eine *Oesophagoskopie* erforderlich.
Bei *Verbrühungen* ist die Behandlung im Prinzip dieselbe, natürlich ohne die Versuche einer Neutralisation; auch sind der Schock und die Elektrolytverschiebungen nicht so schwerwiegend.

4. Fremdkörper

Fremdkörper, die durch eine spielerische Handlung bei Kindern oder durch ein Mißgeschick in Ohren, Nase, Luft- oder Speiseweg gelangen, werden von den Betroffenen zu Recht immer als Notfall betrachtet. Sie können relativ harmlos sein, aber auch schwerste lebensbedrohliche Situationen hervorrufen.

4.1 Gehörgangsfremdkörper

Kleine Kinder stecken sich häufig Fremdkörper in die Ohren: Perlen, Erbsen, Papier, kleine Plastikteile usw. Entweder wird es von den Eltern direkt beobachtet, oder die Kinder weisen selbst darauf hin. Spitze oder aufquellende Fremdkörper können Schmerzen verursachen. Bei Erwachsenen kommen als Gehörgangsfremdkörper in Betracht: Insekten, Wattepfropfen, Schweißperlen.

Diagnose: Durch die Otoskopie ist zu klären, um welche Art von Fremdkörper es sich handelt, wie tief er im Gehörgang steckt und ob das Trommelfell verletzt worden ist (s. S. 21).

Therapie: Bei intaktem Trommelfell ist die einfachste und schonendste Methode die *Ohrspülung* (Technik s. S.128). Die *instrumentelle Entfernung* erfordert je nach Form und Beschaffenheit des Fremdkörpers großes Geschick und sollte nur vom Geübten ausgeführt werden. Weiche Substanzen (Wattebausch, Papier) werden am besten mit einer kleinen Ohrzange gefaßt und herausgezogen.

Perlen oder andere runde und glatte Gegenstände dürfen auf keinen Fall mit einer Pinzette oder ähnlichem Instrument erfaßt werden, da sie dann immer tiefer in den Gehörgang entgleiten und schließlich das Trommelfell perforieren können (Abb. 18). Wenn sie sich durch

Spülung nicht entfernen lassen, muß man versuchen, vorsichtig mit einem feinen *Häkchen* hinter den Fremdkörper zu gelangen, um ihn so zu extrahieren. Kind von Hilfsperson festhalten lassen (s. S. 42); u. U. ist eine Narkose erforderlich.

Schweißperlen können in der Gehörgangshaut fest eingebrannt sein, so daß sie nur schwer herauszulösen sind. Sie werden aber später selbst abgestoßen, so daß man ihre Entfernung nicht zu forcieren braucht. Auf Trommelfellverletzung achten! (s. S. 23).

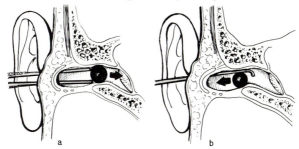

Abb. 18a u. b. Entfernen eines Fremdkörpers aus dem Gehörgang. a falsch, b richtig

4.2 Nasenfremdkörper

Bei kleinen Kindern: Perlen, Knöpfe, Kirschkerne, Erbsen, Plastikteile usw. Oft machen die Kinder selbst auf das Geschehen aufmerksam. Bleibt der Fremdkörper länger liegen, bildet sich eine eitrige Rhinitis.

Diagnose: Anamnestisch Hinweis auf den Nasenfremdkörper, sonst Schmerzen in der Nase, eitriger Schnupfen, einseitig. *Einseitige Behinderung der Nasenatmung* (Spiegel vor die Nase halten, ausatmen lassen, Vergleich der beschlagenen Flächen vor dem rechten und linken Nasenloch). Rhinoskopisch ist der Fremdkörper oft nicht sofort zu sehen. Sekret vorsichtig absaugen, dann *abschwellende Nasentropfen* und 0,5% Pantocain einträufeln. Sorgfältige vordere Rhinoskopie.

Therapie: Die *instrumentelle Entfernung* ist für den Ungeübten schwierig. Bei unsachgemäßem Vorgehen wird der Fremdkörper leicht tiefer in die Nase gestoßen und kann dann sogar aspiriert werden, außerdem treten durch Abwehrbewegungen des Kindes Schleimhautverletzungen auf, so daß die Verhältnisse immer unübersichtlicher werden. Deshalb wichtigste Voraussetzung: *Das Kind muß von einer geübten Hilfsperson absolut fest gehalten werden, so daß es keine Abwehrbewegungen machen kann* (Abb. 19).

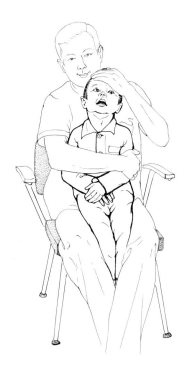

Abb. 19. Ein Kind muß bei der Entfernung eines Fremdkörpers von einer Hilfsperson richtig festgehalten werden

Bei sehr ängstlichen Kindern ist vorherige Sedierung ratsam. Gute Beleuchtung mit Stirnreflektor, sichere Beherrschung der Rhinoskopie. Dann vorsichtiges Einführen des Instrumentes. Der Fremdkörper sollte möglichst gleich beim ersten Versuch entfernt werden. Weiche, unregelmäßig gestaltete Fremdkörper (Gummi, Papier, Holz) können mit einem feinen Zängelchen gefaßt und extrahiert werden. Runde und harte Gegenstände (Perle, Kirschkern u. dergl.) entgleiten dabei in die Tiefe der Nase. Man führt ein *abgewinkeltes Häkchen* vorsichtig hinter den Fremdkörper und extrahiert diesen damit (vergl. Technik bei Gehörgangsfremdkörper).

4.3 Aspirierte Fremdkörper

Fremdkörper in den tieferen Luftwegen kommen ganz überwiegend bei kleinen Kindern vor. Es sind meist *Erdnußkerne, Apfelstückchen*, evtl. auch kleine *Spielzeugteile* aus Holz oder Plastik; bei Erwachsenen *Nadeln*, Teile einer *Zahnprothese* u. dergl. Die Gegenstände werden meist beim Lachen oder einer Schreckreaktion aspiriert. Besonders schwerwiegend ist die Aspiration von *erbrochenem Mageninhalt* bei Bewußtlosigkeit, weil hierbei verhältnismäßig große Mengen in die Luftwege gelangen und eine Expektoration durch den Hustenreiz ausbleibt.

Der Fremdkörper kann im *Kehlkopfeingang* steckenbleiben und den Atemweg völlig blockieren (Bolustod). Das ist jedoch äußerst selten. Entweder wird er wieder ausgehustet, oder er gelangt durch einen Schluckakt in den Speiseweg, oder er wird in die tieferen Luftwege aspiriert. Am ehesten bleibt noch ein sperriger Fremdkörper (Teil einer Zahnprothese, Zellophanstück, Wursthaut u. dergl.) im Kehlkopfeingang stecken. Die meisten Fremdkörper (Erdnußkerne) gelangen sofort in die *Trachea*. Sie verursachen einen heftigen *Hustenreiz* und evtl. eine bedrohliche *Atemnot* mit Cyanose. Dadurch wird bei Kindern meist der Verdacht auf die Fremdkörperaspiration erweckt.

Wenn der Fremdkörper klein genug ist und nicht ausgehustet wird, gelangt er in einen *Hauptbronchus* (meist den rechten) und bleibt dort stecken. Die Symptome werden dann vorübergehend gemildert, die Atmung ist wieder annähernd normal, der Hustenreiz kann völlig aufhören. Trotzdem darf man sich mit dem Zustand nicht zufrieden geben, sondern man muß auf eine diagnostische Abklärung dringen. Flottiert der Fremdkörper in der Trachea, kann er sehr rasch wechselnde Zustände mit Atemnot und relativer Symptomlosigkeit hervorrufen.

Bei völliger Blockierung eines Hauptbronchus durch den Fremdkörper bildet sich eine *Atelektase* der betroffenen Seite aus; führt der Fremdkörper zu einem Ventilverschluß, entsteht eine *Überblähung* (Abb. 20). Beides geht mit einer entsprechenden *Verschiebung des Mediastinums* einher. Röntgenologisch sind dann diese sekundären Zeichen des Fremdkörpers zu erkennen. Der Fremdkörper selbst stellt sich nur in Ausnahmefällen direkt dar

(Nadel, Zahnprothese). Bei Erwachsenen ist die Situation meist nicht dramatisch, da die Atemwege nur selten in bedrohlicher Weise verlegt sind. Trotzdem ist auch hier jede Fremdkörperaspiration als ein Notfall zu betrachten. Die Patienten kommen zum Arzt, weil sie selbst beobachtet haben, daß in Zusammenhang mit einem Schreckerlebnis ein Gegenstand, den sie im Munde hatten, verschwunden ist. Sie können meist sicher angeben, daß sie ihn nicht ver-

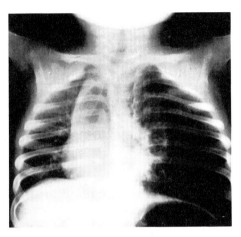

Abb. 20. Überblähung der linken Lunge mit Verziehung des Mediastinums durch Ventilverschluß des linken Hauptbronchus (Erdnußkern)

schluckt haben. Gelegentlich tritt *Hustenreiz* oder Hüsteln nach der Aspiration auf, evtl. auch ein ungewohntes *Atemgeräusch*. Ein nicht entfernter Bronchialfremdkörper führt immer zu einer eitrigen Pneumonie mit Abszedierung.

Diagnose: Die Schilderung des Patienten, bzw. der Angehörigen über den Vorgang sorgfältig beachten. Eine scheinbare Symptomlosigkeit darf nicht dazu verleiten, die Situation zu verharmlosen. Meistens ist die Beobachtung der Aspiration zutreffend. Besteht Atemnot, ergibt sich die Diagnose aus dem Zusammenhang ohne weiteres. Sonst sind Zeichen eines aspirierten Fremdkörpers:

- *Veränderte Stimme und Sprache* mit eigenartigem Beiklang bei Sitz im Larynx,

- *Fremdkörpergefühl* beim Schlucken bei Sitz im Hypopharynx oder Larynx,
- *Pfeifendes Atemgeräusch* mit Punctum maximum über dem Fremdkörper, meist bei Sitz in der Trachea,
- *Asymmetrische Beatmung* beider Lungen, bei Sitz in einem Hauptbronchus,
- *Atelektase* oder *Überblähung* der betroffenen Lungenseite mit Verziehung des Mediastinums, bei Sitz in einem Hauptbronchus.

Therapie: Kind mit *bedrohlicher Dyspnoe* nach Fremdkörperaspiration an den Beinen mit dem *Kopf nach unten* halten. Es besteht die Möglichkeit, daß der Fremdkörper unter Mitwirkung der Schwerkraft herausgehustet wird. Ist das akute Stadium überstanden und der Fremdkörper vermutlich in einem Hauptbronchus festgeklemmt, sollten derartige Notmaßnahmen nicht mehr versucht werden. Eine ausreichende Atmung ist dann gewährleistet, könnte aber durch Mobilisieren des Fremdkörpers wieder gefährdet werden. Darum: Ohne jede weitere Maßnahme sofort in die Fachklinik. Dort wird der Fremdkörper endoskopisch entfernt.

Bei der Aspiration eines *großen Fremdkörpers*, der offensichtlich noch im Rachen steckt (ganze Prothese u. dergl.), ist der Versuch einer *Extraktion mit dem Finger* gerechtfertigt. Ebenso sollten erbrochene Speisereste bei Bewußtlosen ausgewischt werden, bevor sie weiter aspiriert werden können. Dazu Lagerung des Patienten auf die Seite, evtl. Intubation und Absaugen der Bronchien (s. S. 63, 72).

4.4 Verschluckte Fremdkörper

Fremdkörper in den Speisewegen sind ein sehr häufiges Ereignis. Bei Kindern handelt es sich meist um Gegenstände, die spielerisch in den Mund gesteckt und dann versehentlich verschluckt werden: *Geldmünzen* oder *Spielzeugteile* aus Plastik, Holz oder Metall. Bei Erwachsenen sind es meist Fremdkörper, die in der Nahrung enthalten waren und beim Essen verschluckt wurden: *Fischgräten, Knochenstücke, Glassplitter,* auch große, nicht genügend gekaute *Fleischbrocken,* Teile von *Zahnprothesen* usw. Besonders häufig sind ältere Menschen betroffen. Wenn sie eine Zahnprothese tragen, fällt die Sensibilität des Gaumens aus, und ihre Fähigkeit, die Nahrung zwischen Zunge und Gaumen palpatorisch auf feste Fremdbestandteile zu überprüfen, ist eingeschränkt. Haben sie kein ausreichendes Gebiß und keine Zahnprothese, neigen sie dazu, größere Nahrungsbrocken unzerkleinert zu verschlucken.

Die Fremdkörper können je nach Größe, Beschaffenheit und Sitz verschiedene Symptome verursachen und in verschiedenem Ausmaß gefährlich werden. Oft hinterläßt ein Fremdkörper nur eine kleine *Schleimhautläsion,* wird aber dann doch vollends heruntergeschluckt. Der Patient hat danach trotzdem das Gefühl, der Fremdkörper befinde sich noch im Rachen. Eine sorgfältige Suche ist in jedem Fall unerläßlich.

Wie kann man praktisch bei Verdacht auf Fremdkörper vorgehen?

Vorgeschichte und Art der Beschwerden sind sorgfältig zu berücksichtigen. Die Art des Fremdkörpers ist meist bekannt oder wird aus den äußeren Umständen richtig vermutet. *Die typischen Fremdkörper setzen sich meist auch an typischer Stelle fest.* Aus der *Art des Fremdkörpers* kann also auf den *wahrscheinlichen Sitz* geschlossen werden. Die Beschwerden treten sofort mit dem Verschlucken auf. Der Patient hat ein ungefähres Gefühl, in welcher Höhe sich der Fremdkörper befindet. Das kann die Vermutungsdiagnose aus der Art des Fremdkörpers unterstützen. Nach *voluminösen Fremdkörpern* (Fleischbrocken) kann meist nicht mehr gegessen und getrunken werden, gelegentlich wird sogar der Speichel nicht mehr geschluckt. Spitze *Fremdkörper* verursachen stechende Schmerzen bei jedem Schluckakt, dünnflüssige Nahrung kann aber meist noch geschluckt werden.

Im folgenden sollen die typischen Lokalisationen mit ihren typischen Fremdkörpern besprochen werden.

4.4.1 Fremdkörper im Rachen, Typ: Fischgräte. Kleine Fischgräten setzen sich fast stets in den *Gaumenmandeln* oder in der *Zungengrundtonsille* fest. Sie verursachen ein kratzendes und stechendes Fremdkörpergefühl, das immer richtig auf die betroffene Seite lokalisiert wird. Die Patienten meinen geradezu, sie könnten die Fischgräte mit dem Finger zeigen. Dennoch ist die Gräte sehr schwer zu erkennen, da sie hell und durchsichtig sein kann, so daß sie wie ein Schleimfaden erscheint. Trotz der subjektiven Belästigung sind

Fischgräten in der Regel harmlos. Größere Fischgräten können aber auch wie Knochensplitter in der *ersten Oesophagusenge* sitzen bleiben und entsprechende Komplikationen verursachen (s. S. 48).

Diagnose: Sorgfältige *Inspektion mit dem Mundspatel* bei guter Beleuchtung mit dem Stirnreflektor. Bei Würgereiz Schleimhautanaesthesie mit Pantocain-Spray 0,5% oder Gingicain. Evtl. *Palpation mit dem Finger.* Der Zungengrund muß mit dem Kehlkopfspiegel sorgfältig inspiziert werden.

Therapie: Wenn sich die Gräte darstellen läßt, wird sie mit einer Pinzette, besser mit einer feinen Kornzange entfernt. Läßt sich die Gräte nicht darstellen, kann man Gurgeln mit verdünntem Essig empfehlen, um sie aufzuweichen. Die Beschwerden hören meist nach 1–2 Tagen auf. Besteht der Verdacht, daß sich eine größere Gräte im Oesophagusmund festgesetzt hat, muß unbedingt endoskopiert werden; also Überweisung zum Facharzt.

4.4.2 Fremdkörper im Hypopharynx, Typ: Lorbeerblatt, Wurstschale, Tablette. *Flache, elastische Fremdkörper,* wie Lorbeerblätter oder Wurstschalen aus Kunststoff legen sich im Hypopharynx quer und bleiben dort entweder zwischen Zungengrund und Epiglottis (Valleculae) oder zwischen Epiglottis und Rachenhinterwand über dem Oesophagusmund stecken. Sie verursachen ein fauchendes oder pfeifendes Atemgeräusch und eine eigenartige Veränderung der Sprache. *Tabletten,* die mit zu wenig Flüssigkeit verschluckt wurden, können im Hypopharynx, meist im Sinus piriformis steckenbleiben. Sie lösen sich durch den Speichel allmählich auf, erzeugen aber oft durch die hohe lokale Konzentration ihrer Wirkstoffe einen Reizzustand, der noch lange als lästig und schmerzhaft empfunden wird.

Diagnose. Bei der Inspektion mit dem Kehlkopfspiegel sind die Fremdkörper immer gut zu sehen. Schwierigkeiten bereiten allenfalls glasklare Zellophanfolien und ähnliches. Tabletten sind meist schon zum Zeitpunkt der Untersuchung aufgelöst. Man erkennt dann noch die entzündliche Schleimhautreaktion. Bei Sitz im Sinus piriformis können die Patienten meist die Seite richtig angeben, so daß die Suche erleichtert wird.

Therapie: Die blattförmigen Fremdkörper können im *indirekten Verfahren* mit einer speziellen abgebogenen Zange entfernt werden

(Abb. 21). Evtl. vorher Schleimhautanaesthesie (Pantocain-Spray 0,5% oder Gingicain). Bei Schleimhautreizung durch Tablette Kamillentee trinken lassen, ebenso wenn noch Tablettenreste vorhanden sind, um sie aufzulösen.

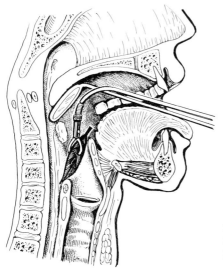

Abb. 21. Entfernung eines Fremdkörpers aus dem Hypopharynx im indirekten Verfahren

4.4.3 Fremdkörper in der ersten Oesophagusenge. Typ: Geldmünze, Spielzeugteile, Knochenstück, Fleischbrocken, Protheseteil, Glassplitter. Es handelt sich um die häufigste Lokalisation von Fremdkörpern im Speiseweg. Kleine Kinder, bei denen das Verschlucken des Fremdkörpers nicht beobachtet worden ist, fallen dadurch auf, daß sie plötzlich die Nahrung verweigern, ohne daß eine andere Erklärung (z.B. Infekt) gegeben werden kann. *Spitze und scharfe Fremdkörper* (Knochen, Protheseteile) können die Oesophaguswand *perforieren* und eine Mediastinitis verursachen. *Stumpfe, harte Fremdkörper* (Münze), führen zu *Decubitalgeschwüren* in der Schleimhaut. Oft sind Patienten beunruhigt, weil sie beim Trinken einen *Glassplitter* einer defekten Flasche verschluckt haben. Hierbei kommt es jedoch praktisch nie zu einer Retention des Splitters oder zu einer ernsthaften Verletzung. Gefährlich sind hingegen Glassplitter, die mit gekauter Nahrung verschluckt werden, da sie in den Speisebrei eingehüllt sind und sich während des Schluckens nicht in die Längsachse des Speiseweges drehen können. Dasselbe gilt von Nadeln, Nägeln und dergleichen.

Diagnose: Indirekte Laryngoskopie: Der Fremdkörper ist meist nicht zu sehen, aber oft ein *Speichelsee* im Sinus piriformis.

Vorsichtige *Palpation* des Halses von außen: bei retinierten spitzen Fremdkörpern stechender Schmerz.

Röntgendiagnostik unbedingt erforderlich: *weiche seitliche Röntgenaufnahme des Halses,* bei Verdacht auf Geldmünze, die sich immer quer einstellt, frontale Aufnahme (Abb. 22).

Direkt erkennbar: Metallische Fremdkörper, Glas und Knochen. Eine Abgrenzung gegen Verkalkungszonen in der Ringknorpelplatte ist nicht immer einfach (Abb. 23).

Nur *indirekt erkennbar:* Fleischbrocken, Knorpel, Holz- und Plastikteile. Sie zeigen sich durch eine *Luftansammlung* in der Speiseröhre, die normalerweise dort nie vorhanden ist, und eine leichte *Verbreiterung des praevertebralen Weichteilschattens* (Abb. 24).

Keine Oesophagusbreipassage bei Verdacht auf Fremdkörper, da die Breiansammlung die Oesophagoskopie und die Extraktion des Fremdkörpers erschwert.

Bei *Perforation:* In den Halsweichteilen Luftemphysem im Frühstadium besser röntgenologisch als klinisch zu diagnostizieren. Rasch sich entwickelnde Phlegmone und abszedierende Mediastinitis: Fieber, Schüttelfrost, usw. (Abb. 25).

Therapie: *Bei jedem nachgewiesenen Fremdkörper ist die sofortige Extraktion durch Oesophagoskopie erforderlich,* also Überweisung zum Facharzt. Alle Versuche, den Fremdkörper weiter nach unten zu befördern durch Essenlassen von Kartoffelbrei oder Sauerkraut sind absolut *kontraindiziert.* Bemühungen, den Fremdkörper mit einer Bougie herunterzustoßen oder blind mit besonderen Geräten (z.B. dem sogenannten Münzenfänger) herauszuholen, sind als *schwere Kunstfehler* anzusehen, da sie den Patienten in akute Lebensgefahr bringen.

Der Facharzt wird in Lokalanaesthesie oder Intubationsnarkose eine Oesophagoskopie vornehmen und den Fremdkörper entfernen.

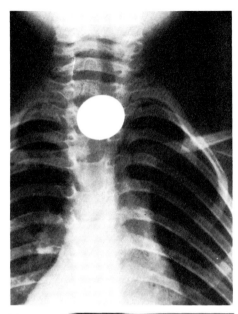

Abb. 22. Geldmünze in der ersten Oesophagusenge

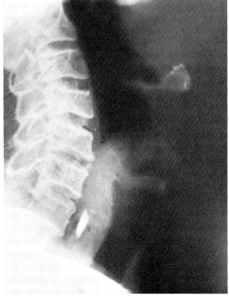

Abb. 23. Schattengebender Fremdkörper in der ersten Oesophagusenge (Knochen)

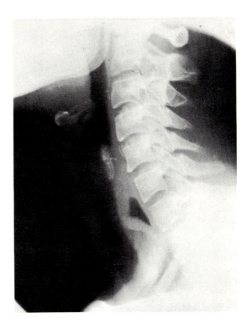

Abb. 24. Luftansammlung im Oesophagus bei nichtschattengebendem Fremdkörper (Radieschen)

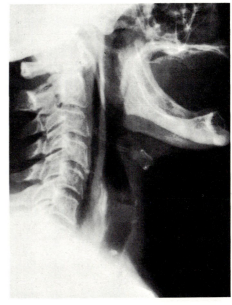

Abb. 25. Halsphlegmone durch perforierenden Fremdkörper. Praevertebrale Luftansammlung

Auch bei nicht gesichertem aber doch berechtigtem Verdacht auf Fremdkörper ist immer eine Oesophagoskopie erforderlich. Nur in bestimmten Fällen, bei denen nach den äußeren Umständen ein Fremdkörper sehr fraglich erscheint, sich auch röntgenologisch kein Hinweis ergibt, ist ein abwartendes Verhalten gerechtfertigt. Diese Entscheidung sollte jedoch am besten dem HNO-Facharzt überlassen werden.

4.4.4 Fremdkörper in den tieferen Oesophagusabschnitten. Ein Fremdkörper, der die erste Enge passiert hat, bleibt nur selten in den unteren Oesophagusabschnitten stecken. Wenn es doch geschieht, beruht es meist auf einer *Oesophagusstenose,* z. B. nach einer Verätzung. Es sind dann weniger typische Fremdkörper als vielmehr normale, vielleicht etwas grobe Bissen. Die Nahrungsaufnahme ist dadurch plötzlich völlig blockiert, es kann auch keine Flüssigkeit und kein Speichel mehr geschluckt werden. Die Patienten empfinden einen dumpfen Druck hinter dem Sternum.

Diagnose: Sorgfältige Erhebung der Vorgeschichte hinsichtlich früherer Erkrankungen, Verätzungen, Speiseröhrenoperationen, früheren gelegentlichen unklaren Schluckbeschwerden. Röntgenuntersuchung zum Ausschluß eines Fremdkörpers in der ersten Enge (s. oben), keine Röntgenbreipassage!

Therapie: Überweisung zum Facharzt zur Oesophagoskopie.

5. Atemnot

Die Atemnot mit der akuten Gefahr des Erstickungstodes ist eine der dramatischsten Notfallsituationen, mit denen ein Arzt konfrontiert werden kann. Da in den meisten Fällen unter günstigen äußeren Bedingungen eine sofortige Hilfe möglich ist, andererseits durch unzureichende Maßnahmen und Zeitverlust ein deletärer Ausgang droht, ist dem zunächst hinzugerufenen Arzt eine schwere Verantwortung aufgebürdet. Je nach den äußeren Umständen, der Erreichbarkeit eines Krankentransportes, der Entfernung bis zur nächsten Fachklinik, aber auch je nach seinen eigenen Möglichkeiten, muß er entscheiden, was zu tun ist.

Für ein überlegtes Handeln ist von folgenden *Fragekomplexen* auszugehen:

- Welches *Krankheitsgeschehen* liegt vor?
- Wie *bedrohlich* ist die Situation im Augenblick, und wie wird sie sich voraussichtlich entwickeln?
- Was könnte unter den *gegebenen Umständen* (verfügbare technische Hilfsmittel, persönliche Erfahrung) getan werden?
- Was könnte unter *optimalen Bedingungen* (in einer Fachklinik) getan werden?
- In welcher *Zeit* ist die optimale Behandlung zu erreichen, und sind in der Zwischenzeit Notmaßnahmen erforderlich und möglich?

Eine klare Diagnose ist entscheidend für die Beurteilung der ganzen Situation und die einzuschlagende Therapie. Unter dem Leitsymptom der akuten Atemnot sind so viele verschiedenartige Zustände verborgen, daß es nicht ein für alle Fälle schematisch anzuwendendes Vorgehen gibt.

5.1 Differentialdiagnose der akuten Atemnot

Was ist bei der akuten Atemnot differentialdiagnostisch in Betracht zu ziehen?

Stenosierende Prozesse im Rachen:
    Angina tonsillaris
    Peritonsillarabszeß
    Uvulaoedem
    Zungengrundabszeß
    Retropharyngealabszeß
    submuköse Blutung durch Gerinnungsstörung
    Zurücksinken der Zunge bei Bewußtlosigkeit

Stenosierende Prozesse im Bereich des Larynx
    Stridor congenitus
    Epiglottitis
    Glottisoedem
    Pseudokrupp (Laryngitis subglottica)
    beiderseitige Recurrenslähmung
    Glottiskrampf
    Larynx-Tumor
    Larynx-Verletzung (Hämatom, Fraktur)

Stenosierende Prozesse im Bereich der Trachea
    Trachealabriß durch Trauma
    Trachealstenose

Fremdkörperaspiration (s. S. 43)
Bei vorhandenem *Tracheostoma* mit Trachealkanüle (s. S. 91)
    Borkenbildung
    Granulationsbildung
    Stenose im tiefen Trachealabschnitt
    Via falsa der Kanüle

Atemnot, die *nicht durch stenosierende Prozesse* verursacht wird
    cardiale Insuffizienz
    pulmonale Insuffizienz (Pneumonie, Pleuritis, Emphysem)

Asthma bronchiale
zentrale oder periphere Atemlähmung
funktionelle Atemnot (Hyperventilationssyndrom)
Wie kann man praktisch vorgehen, um ohne technische Hilfsmittel zu einer brauchbaren **Differentialdiagnose** zu kommen?
Es ist durch einfache Beobachtung und durch Befragen des Kranken bzw. seiner Angehörigen zu klären:

● Liegt eine **Stenoseatmung** vor, oder eine **Ateminsuffizienz aus anderer Ursache?**
Hierzu sorgfältige *Beobachtung* des Kranken hinsichtlich
 Atemfrequenz
 Atemtyp (z. B. Cheyne-Stokes Typ)
 Atemvolumen (Hand vor Mund und Nase halten, um das bewegte Atemvolumen abzuschätzen)
 Einsatz der Atemhilfsmuskulatur
 Einziehungen des Jugulum
 Atemexkursionen des Kehlkopfes
 Stridor bei Inspirium, Exspirium
 Verhältnis von Inspirium zu Exspirium (normal 1:1, 2) (einfachstes Hilfsmittel: im Rhythmus des Patienten mitatmen)
 Stimme (klar, flüsternd, heiser, kloßig)

Stenoseatmung:
 Atemfrequenz verlangsamt
 Inspirium länger als Exspirium
 deutlich wahrnehmbarer inspiratorischer (evt. auch exspiratorischer) Stridor
 Mißverhältnis zwischen Atemanstrengung und bewegtem Luftvolumen (Abb. 26).

Cardiale Ateminsuffizienz:
 Atemfrequenz beschleunigt (Tachypnoe)
 Verhältnis von Inspirium zu Exspirium annähernd normal
 Mit jedem Atemzug wird ein gutes Luftvolumen befördert
 Kein Stridor.

Pulmonale Ateminsuffizienz mit Einschränkung der Vitalkapazität (Pneumonie, Pleuritis, Hämatothorax, Pneumothorax):
 Atemfrequenz beschleunigt (Tachypnoe)

Verhältnis von Inspirium zu Exspirium annähernd normal
Mit jedem Atemzug wird nur ein geringes Luftvolumen befördert.

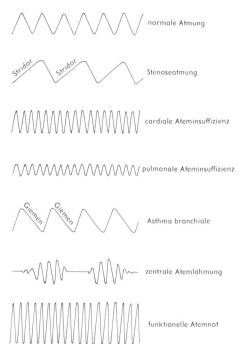

Abb. 26. Verschiedene Atemtypen bei der Differentialdiagnose der Atemnot

Asthma bronchiale und Emphysem:
    Atemfrequenz verlangsamt
    Exspirium wesentlich länger als Inspirium
    typische exspiratorische Atemgeräusche
    Atemvolumen vermindert.

Zentrale Atemlähmung:
    Atmung unregelmäßig, periodisch an- und abschwellend (Cheyne-Stokes) oder Schnappatmung
    Atemvolumen vermindert
    Meist Bewußtlosigkeit

Oft sekundärer Stridor durch Zurücksinken der Zunge (durch Vorschieben des Unterkiefers zu beseitigen, s. S. 62)
deutliche Zeichen eines O_2-Mangels.

Funktionelle Atemnot (Hyperventilationssyndrom):
Atemfrequenz beschleunigt
Verhältnis von Inspirium und Exspirium annähernd normal
Mit jedem Atemzug wird ein großes Atemvolumen befördert
Kein Stridor
Keine objektiven Zeichen eines O_2-Mangels.

● Wie ist der **Allgemeinzustand?**
Bewußtlosigkeit kann Folge einer primären respiratorischen Insuffizienz sein, aber auch durch Zurücksinken des Zungengrundes sekundär zur Atemnot führen.
Cyanose deutet auf mangelnde Sauerstoffsättigung des Blutes durch cardiale oder respiratorische Insuffizienz.
Die *Körperhaltung,* sitzend, nach Atem ringend, ist typisch für die cardiale Ateminsuffizienz, aber auch für die Stenoseatmung. Beim Asthma bronchiale fixieren die Kranken gern ihren Schultergürtel zum Einsatz der Atemhilfsmuskulatur durch Aufstützen der Arme.

Das *Alter* läßt gewisse Rückschlüsse zu:
Bei *Neugeborenen* und *Säuglingen*
    Stridor congenitus
    Larynx-Mißbildung
Bei *Kindern* sind am häufigsten
    Epiglottitis
    Laryngitis subglottica
    Retropharyngealabszeß
    Fremdkörperaspiration
Bei *älteren Frauen*
    Tracheomalazie durch Struma
    beiderseitige Recurrensparese
Bei *älteren Männern*
    Larynx-Carcinome
Fieber und *allgemeines Krankheitsgefühl* deuten auf eine entzündliche Erkrankung.

Schluckschmerzen sind beweisend für eine entzündliche Reaktion im Bereich des Rachens bis zum Kehlkopfeingang (Epiglottis).
Eine *kloßige Sprache* ist typisch für einen verdrängenden Prozeß in Rachen und Hypopharynx (Peritonsillarabszeß, Zungengrundabszeß, Epiglottitis).
Heiserkeit beweist eine Beteiligung der Stimmbänder (Entzündung oder Tumor).
Wichtig: Der umgekehrte Schluß, daß eine normale Stimme einen Prozeß an der Glottis ausschließt, ist nicht möglich. Die beiderseitige Stimmbandlähmung hat oft eine unauffällige Stimme!

- **Wie hat sich der Zustand entwickelt?**

Ganz akuter Beginn (innerhalb von Minuten) bei:
    Fremdkörperaspiration
    Trachealabriß durch Trauma
    Kehlkopfverletzung
    allergischem Oedem (Insektenstich)

Entwicklung innerhalb einiger Stunden:
    bakteriell-entzündliche oder virus-bedingte Krankheiten des Larynx und der Trachea (Epiglottitis, Pseudokrupp, Tracheitis fibrinosa)

Entwicklung innerhalb einiger Tage:
    abszedierende Entzündungen (Peritonsillarabszeß, Retropharyngealabszeß, Zungengrundabszeß), Komplikation nach Fremdkörperaspiration

Schleichende, aber stetige Zunahme:
    Larynx-Neoplasma (Carcinom, bei Kindern Papillom)
    Narbenstenose nach Tracheotomie oder Intubation

Lange bestehende Belastungsdyspnoe, die dann plötzlich dekompensiert:
    beiderseitige Recurrensparese
    Tracheomalazie

Diese Feststellungen nehmen kaum eine Minute in Anspruch, ermöglichen aber doch schon eine erste differentialdiagnostische Ab-

grenzung. Sie müssen je nach den Möglichkeiten ergänzt werden durch
- *Untersuchung mit dem Mundspatel*
- *Indirekte Laryngoskopie*
- *Röntgendiagnostik*
- *Endoskopie, direkte Laryngoskopie, Tracheoskopie, Bronchoskopie*
- *Internistische Untersuchungen.*

5.2 Die einzelnen Krankheitszustände

Auf die cardiale, pulmonale und funktionelle Atemnot wird nicht näher eingegangen, da sie in den Kompetenzbereich des Internisten gehören. Diese Zustände müssen aber in jedem Fall differentialdiagnostisch in Erwägung gezogen werden.

5.2.1 Angina tonsillaris. Die einfache Angina kann bei Kindern mit hochgradiger *Tonsillenhyperplasie* zu einer bedrohlich aussehenden Atemnot führen. Besonders im Schlaf scheinen die Kinder dem Ersticken nahe zu sein. Bei Erwachsenen führt die Angina kaum je zur Luftnot, da die Tonsillen nicht mehr so groß sind und der Rachen weiter ist. Bei exzessiv großen Tonsillen (rasches Wachstum beobachtet) ist immer an ein Neoplasma zu denken (Lympho-Sarkom, Retikulosarkom usw.).

Diagnose: Stark geschwollene Gaumenmandeln, die in der Mitte zusammenstoßen. Bei Druck auf die Zunge wird die Atmung sofort freier. Wichtigste Differentialdiagnose: Retropharyngealabszeß, Epiglottitis, Pseudokrupp, Diphtherie.

Therapie: Antibiotica (Penicillin), Eiskrawatte. Wenn das Kind es toleriert, kann die Atmung durch Einlegen eines Guedel-Tubus gebessert werden. Der Zustand erscheint meist bedrohlicher als er tatsächlich ist. Intubation oder Tracheotomie sind kaum jemals nötig. Nach Abklingen des Infektes unbedingt zur Tonsillektomie raten!

5.2.2 Peritonsillarabszeß. Der Peritonsillarabszeß, bei Kindern sehr selten, bei Erwachsenen sehr häufig, verursacht in erster Linie *einseitige Schluckschmerzen*. Wenn Atemnot hinzutritt, ist es meist ein Zeichen, daß sich der Abszeß gesenkt hat, und daß ein Oedem auf den Kehlkopf übergreift.

Diagnose: Einseitige Rötung und Schwellung der peritonsillären Region, die Uvula oedematös verdickt und zur gesunden Seite verdrängt. Druckschmerzhafte Lymphknotenschwellung unterhalb des Kieferwinkels. Die Ausdehnung des Oedems in Richtung auf den Larynx kann nur durch die Laryngoskopie beurteilt werden. Die Sprache ist klossig, die Stimme bei oedematöser Beteiligung des Larynx u. U. heiser. Eine *Kieferklemme* kann die Untersuchung erheblich erschweren.

Therapie: Ein Peritonsillarabszeß mit drohender Atemnot gehört unbedingt in fachärztliche stationäre Behandlung. Als Überbrückungsmaßnahme: Antibioticum, Eiskrawatte, evtl. Decortin, Calcium i. v.

Falls Einweisung in eine Fachklinik verzögert: Inzision des Abszesses (Technik s. S. 117).

5.2.3 Uvulaoedem. Durch eine Virusinfektion, als Begleiterscheinung einer Angina, durch mechanische Irritation (Schnarchen), chemische Reize oder allergische Reaktion kann es zu einem Oedem der Uvula kommen. Die Patienten empfinden die geschwollene, in den Hypopharynx hinunterhängende Uvula als lästigen Fremdkörper. Er reizt zu ständigem Räuspern, und sie haben das Gefühl, jeden Augenblick daran ersticken zu können. Bei Ausschluß anderer Prozesse handelt es sich meist um ein harmloses Krankheitsbild.

Diagnose: Bei Inspektion mit dem Mundspatel erkennt man die auf Fingerdicke angeschwollene, verlängerte und gerötete Uvula.

Therapie: Beseitigung, bzw. Weglassen der Noxen (Alkohol, Nikotin, reizende Speisen). Medikamentös Tantum, evtl. Decortin, lokal Kamillentee.

5.2.4 Zungengrundabszeß. Er entsteht meist aus einer *Zungengrundangina,* verursacht sehr heftige Schluckschmerzen, die in beide Ohren ausstrahlen. Die Sprache ist kloßig, es finden sich schmerzhafte Halslymphknotenschwellungen, Fieber. Es besteht die Gefahr des Übergreifens auf die Epiglottis und die aryepiglottischen Falten (Larynxoedem).

Diagnose: Ein Peritonsillarabszeß muß ausgeschlossen werden.

Beim Zungengrundabszeß heftiger Schmerz bei Druck mit dem Spatel auf den Zungengrund, ebenso bei Palpation mit dem Finger. Bei indirekter Laryngoskopie sieht man eine Schwellung und Rötung der Zungengrundtonsille, evtl. auch einen beginnenden Durchbruch des Abszesses.

Therapie: Antibiotica, Eiskrawatte, Calcium i.v., Decortin. Dringende Einweisung in eine Fachklinik. Dort: Inzision des Abszesses in Oberflächenanaesthesie mit einem speziellen abgebogenen Messer im indirekten Verfahren oder Inzision in Intubationsnarkose am hängenden Kopf.

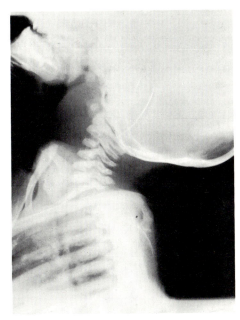

Abb. 27. Retropharyngealabszeß bei einem Kleinkind. Praevertebrale Weichteilschwellung

5.2.5 Retropharyngealabszeß. Er kommt in typischer Weise *nur beim Kleinkind* vor. Es handelt sich um eine Abszedierung der prävertebral gelegenen Lymphknoten im Gefolge einer Angina retronasalis (Infekt der Rachenmandel). Bei Erwachsenen sehr selten, evtl. als kalter Abszeß bei HWS- Tbc oder durch Fremdkörper. Die Kinder werden auffällig durch Fieber, Verweigerung der Nahrung, zunehmenden inspiratorischen Stridor, Speichelfluß, evtl. Schonhaltung des Halses.

Diagnose: Schwierig, durch einfache Inspektion oft nicht sicher zu stellen, zumal sich die Kinder bei der Untersuchung meist heftig wehren. Alle anderen Möglichkeiten ausschließen, insbesondere Angina, Epiglottitis, Pseudokrupp, Fremdkörper. Sicherung der Diagnose durch eine *seitliche weiche Röntgenaufnahme des Halses:* Verbreiterung des praevertebralen Weichteilschattens (Abb. 27). Fieber, allgemein schweres Krankheitsbild.

Therapie: Antibioticum, Eiskrawatte, Calcium i. v..
Dringende Einweisung in Fachklinik. Dort: Inzision des Abszesses am hängenden Kopf in Intubationsnarkose.

5.2.6 Submuköse Blutung. Bei *Gerinnungsstörungen* (Marcumar-Überdosierung, Hämophilie u. a.) kommt es gelegentlich durch einen banalen Anlaß zu großen Blutergüssen unter die Schleimhaut des Rachens praevertebral oder auch im Larynx, die zur Luftnot führen können.

Diagnose: Die Diagnose ergibt sich aus dem Lokalbefund bei Inspektion mit dem Mundspatel und der indirekten Laryngoskopie sowie aus der (meist bekannten) Gerinnungsstörung.

Therapie: Da jede lokale Maßnahme (Intubation, Ablassen des Blutergusses, Tracheotomie) wegen der Gerinnungsstörung kontraindiziert ist, muß die Therapie so lange wie möglich konservativ sein. Allgemeine Maßnahmen: Ruhigstellen, Eiskrawatte, Sprechverbot, Sedierung. Sofortige dringende Einweisung in interne Klinik. Dort: Substitution der fehlenden Gerinnungsfaktoren. Dann, wenn erforderlich, Tracheotomie.

5.2.7 Zurücksinken der Zunge bei Bewußtlosigkeit. Bei Bewußtlosigkeit sinkt in Rückenlage der Unterkiefer mit dem Zungengrund nach hinten und verlegt den Atemweg. Das kann bei einem sonst banalen Zustand zur Todesursache durch Ersticken werden (Abb. 28).

Diagnose: Schnarchendes, verlängertes Inspirium, Zyanose, evtl. Atemstillstand. Durch Vorschieben des Unterkiefers bessert sich die Stenoseatmung sofort.

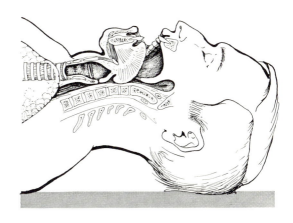

Abb. 28. Drohende Erstickung durch Zurücksinken des Zungengrundes bei Bewußtlosigkeit

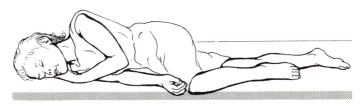

Abb. 29. Stabile seitliche Lage bei Bewußtlosigkeit

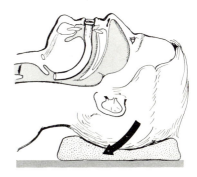

Abb. 30. Sicherung des Atemweges durch einen Guedel-Tubus

Therapie: Es gibt je nach den Umständen verschiedene Möglichkeiten:
Stabile seitliche Lagerung des Bewußtlosen, Entfernen von Zahnprothesen, Absaugen von Speichel (Abb. 29).
Einsetzen eines *Guedel-Tubus* (Abb. 30).

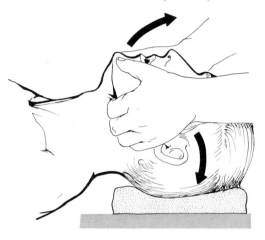

Abb. 31. Sicherung des Atemweges durch Halten des Unterkiefers

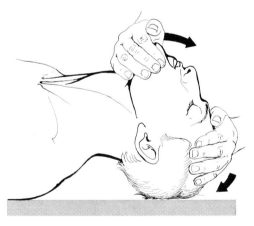

Abb. 32. Sicherung des Atemweges durch Überstrecken des Halses. Lagerung für die Mund-zu-Mund-Beatmung

Halten des Unterkiefers. Der Arzt steht hinter dem Kopfende des Patienten und zieht mit beiden Händen, jeweils vier Finger unter dem horizontalen Unterkieferast bis zum Kieferwinkel, den Unterkiefer vor. Mit dem Daumen kann der Mund geöffnet werden (Abb. 31).
Überstrecken des Halses. Der Arzt steht seitlich neben dem Kopf des Bewußtlosen, drückt mit der einen Hand gegen die Stirn des Patienten und erfaßt mit der anderen Hand das Kinn und bringt den Kopf in eine überstreckte Haltung, wobei der Mund in natürlicher Occlusion geschlossen ist. Dadurch wird eine Verlegung der Atemwege im Bereich des Zungengrundes verhindert. In dieser Situation bei Atemstillstand Mund-zu Mund- oder Mund- zu Nase-Beatmung möglich (Abb. 32).
Intubation, bei allen Fällen länger anhaltender Bewußtlosigkeit die Methode der Wahl (Technik s. S. 72).

5.2.8 Stridor congenitus. Bei *Neugeborenen* oder *Säuglingen* in den ersten Lebenswochen findet sich nicht selten eine offensichtliche Atembehinderung mit einem flatternden inspiratorischen Stridor. Dabei u. U. tiefe Einziehung des Sternums. In extremen Fällen kann der Eindruck einer akuten Lebensgefährdung bestehen. Der Zustand ist aber in der Regel relativ harmlos. Er beruht auf einer *abnormen Weichheit des knorpeligen Kehlkopfgerüstes.* Hierdurch werden die Epiglottis und die aryepiglottischen Falten bei der Inspiration ventilartig angesaugt und verschließen den Kehlkopfeingang teilweise. Der Zustand bessert sich spontan, wenn die Kinder größer und kräftiger werden. Differentialdiagnostisch ist eine Mißbildung des Larynx (Membranbildung in der Ebene der Stimmbänder), das Pierre Robin-Syndrom und ein Fremdkörper zu erwägen.

Diagnose: Rein inspiratorischer Stridor mit flatternd-schnarchendem Laut. Er läßt sich durch Vorziehen des Unterkiefers und durch Lageänderung (Bauchlage) oft bessern. Die Stimme (Schreien) ist normal. Bei der (sehr seltenen) Membranbildung in der Glottis ist der Stridor inspiratorisch und exspiratorisch vorhanden, die Stimme heiser. Evtl. ist eine direkte Laryngoskopie indiziert.

Therapie: Beim typischen Stridor congenitus ist keine besondere Therapie erforderlich. Evtl. Besserung der Atmung durch geeignete Lagerung. Eine Atembehinderung durch Membranbildung muß operativ behandelt werden.

5.2.9 Epiglottitis. Sie kommt in typischer Form vor allem beim *Kleinkind* vor und beruht meist auf einer Infektion mit Hämophilus influenzae. Akuter Beginn mit heftigsten Schluckschmerzen und Fremdkörpergefühl im Hals, Fieber, dann rasch zunehmende Atemnot mit flatterndem inspiratorischen Stridor. Die Stimme ist meist klar.

Diagnose: Bei tiefem Herabdrücken der Zunge ist evtl. die stark gerötete und kolbig aufgetriebene Epiglottis zu sehen. Weitere Diagnostik durch indirekte Laryngoskopie (beim Kleinkind schwierig), oder durch direkte Laryngoskopie, z.B. mit dem Intubationsspatel nach McIntosh.

Therapie: Antibiotica (Ampicillin), Decortin, Calcium i.v., Eiskrawatte. Dringende Einweisung zur stationären Beobachtung.

5.2.10 Glottisoedem. Durch einen *Virusinfekt* oder *allergische Reaktionen* auf Nahrungsmittel, besonders aber durch einen direkten *Insektenstich* in die Hypopharynxschleimhaut (z.B. Verschlucken einer Biene oder Wespe mit Fruchtsaft u. dergl.) kann es zu einem akuten Oedem des sehr lockeren submukösen Gewebes an der Epiglottis und den aryepiglottischen Falten, weniger an den Stimmbändern selbst kommen. Die Stimme ist daher oft nicht heiser, die Sprache aber kloßig verändert. Beruht der Prozeß auf einer *bakteriellen Infektion,* neigt er zur Abszedierung und ist sehr schmerzhaft. Das allergische Oedem entwickelt sich innerhalb weniger Minuten, die Schmerzen sind weniger ausgeprägt, im Vordergrund steht die rasch zunehmende Atemnot.

Diagnose: Typische Vorgeschichte mit Verschlucken eines Insektes, stechender Schmerz im Hals. Laryngoskopisch Schleimhautoedem an Epiglottis und aryepiglottischen Falten.

Therapie: Decortin 50 mg i.v., Eiskrawatte, Calcium i.v., bei bakterieller Ätiologie auch Antibioticum. Eine Beobachtung für einige Stunden ist dringend erforderlich. Evtl. können die Gaben von Decortin und Calcium wiederholt werden. Eine Tracheotomie läßt sich in den meisten Fällen vermeiden.

5.2.11 Pseudokrupp. Bei *kleinen Kindern* entwickelt sich als Folge eines *Virusinfektes* eine entzündliche Schleimhautschwellung im *subglottischen* Raum, also unterhalb der Stimmbänder, die selbst nur wenig beteiligt zu sein brauchen.

Der Infekt breitet sich leicht als *Tracheitis fibrinosa* in den unteren Luftwegen aus und führt durch oedematöse Anschwellung und fibrinöse Ausschwitzungen zu einer Einengung des Lumens mit schwerster, lebensbedrohender Luftnot.

Diagnose: Typische Vorgeschichte mit fieberhaftem Infekt, bellendem Husten, mäßiger Heiserkeit; dann inspiratorischer und später auch exspiratorischer Stridor. Laryngoskopisch Rötung und polsterförmige Schwellung unter den Stimmbändern, evtl. auch Fibrinbeläge. Wichtige Differentialdiagnose: Fremdkörper, Epiglottitis.

Therapie: Antibiotica (Ampicillin), Decortin, feuchte Inhalationen, Sedierung. In schweren Fällen immer sofort stationäre Einweisung. Evtl. auf dem Transport *Überdruckbeatmung* mit der Maske. Bei Sauerstoffatmung unbedingt für ausreichende *Befeuchtung* sorgen, da die Austrocknung der schwerwiegenste pathogenetische Faktor für die weitere Entwicklung ist. Gelegentlich muß das akute Stadium durch *Intubation* über 24–48 Stunden (s. S. 72) oder bei längerer Dauer durch eine *Tracheotomie* (s. S. 79) überbrückt werden.

5.2.12 Recurrenslähmung. Die beiderseitige Recurrenslähmung kommt am häufigsten nach *Rezidiv-Strumektomien*, bei der *Struma maligna* und nach Operation der Struma maligna vor. Beide Stimmbänder stehen dicht nebeneinander und lassen nur einen kleinen Spalt offen. Der Zustand wird manchmal über viele Jahre leidlich toleriert, wobei eine deutliche *Belastungsdyspnoe* mit *inspiratorischem Stridor* besteht. Die Stimme kann fast normal sein. Es kommt dann meist durch eine zusätzliche geringe Belastung, z.B. eine leichte Laryngitis oder eine cardiale oder pulmonale Komponente (Emphysembronchitis) plötzlich zu einer Dekompensation mit schwerster Atemnot, Zyanose und evtl. Erstickungstod.

Diagnose: Typische Vorgeschichte mit Struma. Laut tönender inspiratorischer Stridor, im Exspirium oft stöhnender Laut, den der Patient nicht unterdrücken kann. Einsetzen aller Atemhilfsmuskeln, tiefe inspiratorische Einziehungen des Jugulum. Der Kehlkopf macht auffallend große Auf- und Abwärtsbewegungen beim Atmen. Narben nach Strumektomie oder Palpationsbefund mit Verdacht auf Struma maligna. Laryngoskopisch sieht man die Stimmbänder beiderseits in Medianstellung, die Glottis geschlossen.

Therapie: Als endgültige Maßnahme kommt nur die *Tracheotomie* in Betracht. Ist schon Bewußtlosigkeit eingetreten, sollte sofort *intubiert* werden, was trotz der Stimmbandlähmung meist ohne Schwierigkeiten gelingt. Dann kann später bei liegendem Tubus tracheotomiert werden. Besteht die Möglichkeit zur Intubation nicht, muß direkt eine Tracheotomie oder evtl. eine *Coniotomie* durchgeführt werden (Technik s. S. 78). Ist der Zustand noch nicht so bedrohlich, läßt sich der Transport bis zur nächsten Fachklinik meist überbrücken mit Sedierung (Valium 10 mg i.v., kein Morphin!) und Sauerstoff-Atmung.

5.2.13 Glottiskrampf. Bei kleinen Kindern kann es in Zusammenhang mit einer *Spasmophilie* (Rachitis) zu einem krampfartigen Verschluß der Glottis in der Inspirationsphase kommen. Die Kinder geraten periodisch in einen Zustand hochgradiger Atemnot mit lautem inspiratorischen Stridor und Zyanose., so daß der Eindruck entsteht, daß sie gleich ersticken werden. Auf dem Höhepunkt des Anfalles löst sich der Krampf, und die Kinder atmen wieder normal durch.

Bei Erwachsenen, meist Frauen, gibt es auf rein *funktioneller* Grundlage eine paradoxe Bewegung der Stimmbänder, so daß sich die Glottis bei der Inspiration schließt. Das führt zu einem inspiratorischen Stridor und erheblichem Angstgefühl, ersticken zu müssen. Manchmal ist der Zustand auch mit dem *Hyperventilationssyndrom* verbunden und Begleiterscheinung der dadurch verursachten Tetanie.

Diagnose: Bei *Kindern* ist typisch das anfallsweise Auftreten mit freien Intervallen und die Kombination mit allgemeinen Krämpfen. Differentialdiagnostisch ist an einen Fremdkörper zu denken.

Bei *Erwachsenen* ist die Abgrenzung gegen andere ähnliche Zustände besonders die beiderseitige Recurrenslähmung nur laryngoskopisch möglich. Man erkennt dann die paradoxen Stimmbandbewegungen mit Glottisschluß in der Inspiration, wobei aber in Intervallen auch eine völlige Öffnung der Glottis eintritt, im Gegensatz zur Stimmbandlähmung. Beim Husten wird die paradoxe Medianstellung der Stimmbänder meist unterbrochen, und es zeigen sich dabei ergiebige Stimmbandbewegungen. Im übrigen ist die zeitliche Entwicklung (innerhalb weniger Stunden), der Zusammenhang mit der Hyperventilation und das ganze Beschwerdebild für die Diagnose typisch.

Therapie: Bei Kindern mit Spasmophilie Vitamin D, Sedierung. Bei Erwachsenen Sedierung (Valium 10 mg i. v.) Calcium i. v., evtl. CO_2-Anreicherung durch Atmen in eine Tüte.

5.2.14 Larynx-Tumor.

Nur sehr indolente Patienten mit einem *Larynx-Carcinom,* meist ältere Männer, lassen den Zustand anstehen, bis eine bedrohliche Atemnot auftritt. Nach einer über Monate sich hinziehenden allmählich zunehmenden Luftnot tritt relativ plötzlich eine Dekompensation ein. Gutartige Tumoren bei Erwachsenen (Stimmbandpolypen u. dergl.) führen nur sehr selten zur Atemnot.

Bei *Kindern* bis zur Pubertät kommen als Tumoren nur die *Papillome* (Viruserkrankung) in Betracht, die exophytisch wuchern und die Glottis verlegen. Sie entwickeln sich allmählich über Monate und können, unbehandelt, zum Tode durch Ersticken führen. Nach operativer Entfernung rezidivieren sie immer wieder bis zur Pubertät und müssen wiederholt abgetragen werden. Dadurch ist die Diagnose den Patienten, bzw. den Angehörigen oft bekannt.

Diagnose: Hochgradiger inspiratorischer Stridor mit Einziehungen des Jugulums. Stimme meist völlig aphonisch. Bei fortgeschrittenem Larynx-Carcinom häufig palpable Lymphknotenmetastasen im Bereich der Halsgefäßscheide. Aus der zeitlichen Entwicklung und dem Alter des Patienten ist die Verdachtsdiagnose zu stellen. Sie wird gesichert durch den laryngoskopischen Befund und eine Probeexzision.

Therapie: Sofortige stationäre Einweisung in eine Fachklinik. Zur Behebung der Luftnot kommt beim *Carcinom* in erster Linie eine *Tracheotomie* in Betracht (s. S. 79). Falls der Zustand es erfordert, kann eine Intubation (s. S. 72) versucht werden, die allerdings durch die tumoröse Veränderung des Kehlkopfes sehr erschwert wird. Eine Conicotomie ist nur bedingt anzuraten, besonders wenn eine subglottische Ausdehnung des Tumors zu befürchten ist.

Bei *Kindern* mit Kehlkopfpapillomatose müssen in der Fachklinik die Papillome in direkter Laryngoskopie abgetragen werden. Eine Intubation ist meist möglich, da die Papillome flottieren und sich z. T. zur Seite drängen lassen. Eine Tracheotomie ist aber manchmal nicht zu umgehen.

5.2.15 Larynx-Verletzungen (s. auch S. 34). Ein stumpfes Halstrauma kann zu einer *Fraktur* des knorpeligen Kehlkopfgerüstes führen. Durch das begleitende *submuköse Hämatom* wird die Atmung behindert. – Offene Kehlkopfverletzungen sind wegen der geschützten Lage und der Nachgiebigkeit der Halsweichteile selten.

Gelegentlich kommen sie als *suicidale Schnittverletzung* vor. Der Schnitt liegt meist zwischen Schildknorpel und Zungenbein, also zwischen Stimmbandebene und Epiglottis, oder zwischen Schildknorpel und Ringknorpel, also unterhalb der Stimmbandebene. Es besteht besonders Gefahr der Aspiration von Blut und der Verlegung der Atemwege durch kulissenartige Verschiebung der Schnittränder.

Diagnose: Nach stumpfem Halstrauma innerhalb von Minuten bis Stunden zunehmende Atemnot mit inspiratorischem Stridor. Die Stimme ist aphonisch oder heiser, diffuse Schluckbeschwerden und Fremdkörpergefühl. Palpatorisch evtl. Krepitation des Schildknorpels. Laryngoskopisch blaurote submuköse Hämatome, die oft mechanisch zu einer Bewegungseinschränkung der Stimmbänder führen. Wichtige Differentialdiagnose: Abriß der Trachea.

Die Situation der offenen Larynx-Verletzung ergibt sich aus einer genauen Inspektion (s. S. 35).

Therapie: Beim stumpfen Kehlkopftrauma Ruhigstellung, Eiskrawatte, blutstillende Präparate (Adrenoxyl, Presomen i. v.). Stationäre Einweisung in Fachklinik. Wenn die Atmung unzureichend wird, muß eine *Tracheotomie* durchgeführt werden (s. S. 79). Eine Intubation ist riskant, da hierdurch neue Blutungen provoziert werden können.

Bei der offenen Kehlkopfverletzung sorgfältige Darstellung der Situation durch Einsetzen von Wundhaken, dann Einführen eines Intubationstubus in das offene Lumen des Larynx, bzw. der Trachea. Absaugen von aspiriertem Blut. Blutstillung größerer Gefäße, Notverband. Einweisung in eine Fachklinik. Dort: Tracheotomie an typischer Stelle, Versorgung der Verletzung durch primäre Naht.

5.2.16 Trachealabriß. Durch ein stumpfes Halstrauma kann die Trachea quer abreißen. Meist geschieht das dicht unterhalb des Kehlkopfes zwischen Ringknorpel und erstem Trachealring. Die membranöse dorsale Wand der Trachea (Paries membranaceus) bleibt meist erhalten. Reißt auch der Paries membranaceus, wird die Trachea in die Thorax-Apertur gezogen.

Diagnose: Nach Trauma sofort Atembehinderung, *Luftemphysem* des Halses, u. U. sehr rasch bedrohlich zunehmend, Husten mit blutigem Auswurf.

Therapie: In der Notfallsituation ist nur wenig Hilfe möglich, zumal die Diagnose nicht mit genügender Sicherheit zu stellen ist, besonders in der Abgrenzung gegenüber *intrathorakalen Verletzungen*. Eine Intubation ist möglichst zu unterlassen und sollte nur in der Klinik unter allen Kautelen vorgenommen werden. Durch unvorsichtiges Vorgehen kann hierbei der Trachealstumpf vollends abgerissen werden. Eine *Tracheotomie* wäre zwar indiziert, aber erst nach sicherer Klärung der Diagnose. Es muß dann der Situs breit freigelegt werden, um die Trachealenden zusammennähen zu können. Es bleibt also nur: sofortige dringende Einweisung in die Klinik. Für den Transport: Sedativum und hustenstillendes Mittel (Dicodid), Sauerstoffatmung.

5.2.17 Trachealstenose. Diese können durch verschiedenste Prozesse bedingt sein, Kompression von außen durch eine Struma bei gleichzeitiger *Tracheomalazie* (Säbelscheidentrachea), *Narbenbildungen* nach früherer Tracheotomie oder Langzeitintubation, eine *endotracheale Struma* oder einen *Tumoreinbruch* von außen (Struma maligna, Oesophagus-Ca.). In allen Fällen handelt es sich um eine allmählich zunehmende Stenosierung, die lange kompensiert wird, bis die Atmung ziemlich plötzlich insuffizient wird.

Diagnose: Immer deutlicher Stridor, bei der Tracheomalazie im Halsbereich überwiegend inspiratorisch, bei Narbenstenosen, Granulationen, intratrachealer Struma und Tumoreinbruch meist inspiratorisch und exspiratorisch. Die Vorgeschichte (früher Tracheotomie), der Palpationsbefund einer Struma, venöse Einflußstauungen im Halsbereich durch substernale Struma können die Verdachtsdiagnose lenken. Bei Tumoreinbruch und bei der intratrachealen Struma besteht häufig Husten mit blutigem Auswurf. Die endgültige Diagnose ist nur durch Röntgen-Schichtaufnahmen der Trachea und eine direkte Tracheoskopie zu stellen.

Therapie: In den meisten Fällen wird eine *Tracheotomie* nötig. Sie kann bei säbelscheidenförmiger Einengung und Verlagerung der

Trachea technisch sehr schwierig sein. Evtl. ist auch als optimale Maßnahme eine sofortige *Strumektomie* indiziert, wodurch u. U. die Tracheotomie umgangen werden kann. – Als reine Notmaßnahme kann allenfalls eine *Intubation* versucht werden. Mit einem kleinen Tubus gelingt es meist, die Stenose zu überwinden. Sauerstoffatmung. Sofortige stationäre Einweisung ist in jedem Fall dringend geboten.

5.2.18 Atemnot bei Tracheostoma mit Trachealkanüle. Wegen der besonderen Probleme bei Kanülenträgern werden diese im Zusammenhang besprochen (s. S. 91).

5.2.19 Aspirierte Fremdkörper. Fremdkörper in den Luftwegen können je nach Sitz und Größe fast symptomlos sein oder eine akut lebensbedrohliche Situation hervorrufen. Sie werden im Zusammenhang mit den Fremdkörpern in anderen Regionen besprochen (s. S. 43).

5.3 Maßnahmen zur Sicherung der Atemwege

5.3.1 Intubation. Die Intubation ist der wichtigste Noteingriff, durch den die Atemwege freigehalten werden können. Sie gestattet eine sichere, dosierte künstliche Beatmung und kann jederzeit, wenn es der Zustand erlaubt, beendet werden, ohne daß nachteilige Folgeerscheinungen zu erwarten wären. Die Intubation ist daher für viele Notfälle von akuter Atembehinderung das Mittel der Wahl. *Typische Indikationen* sind z. B. die zentrale Atemlähmung durch Intoxikation, alle Zustände von länger anhaltender Bewußtlosigkeit, akute Luftnot durch beiderseitige Recurrensparese oder ein Larynx-Ca., eine subglottische Laryngitis u. v. a. Je nach Grundleiden kann später bei liegendem Tubus eine Tracheotomie angeschlossen werden.

Die Intubation setzt voraus, daß der Patient weitgehend erschlafft ist. Das ist in tiefer Bewußtlosigkeit immer der Fall. Bei einem um Atem ringenden, aber noch voll bewußten Patienten ist dagegen die Intubation kaum möglich und sollte in diesem Stadium auch nicht versucht werden. Eine regelrechte Einleitung der Intubation mit Relaxation (Pantolax, Evipan) ist dem erfahrenen Anaesthesisten vorbehalten. Da hierbei die noch vorhandene Spontanatmung aufgehoben wird, ist ein solches Vorgehen nur indiziert, wenn die Möglichkeit zur Masken-Sauerstoff-Beatmung gegeben ist und die Intubation mit Sicherheit gelingt.

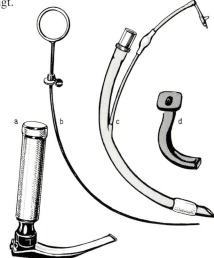

Abb. 33. Intubationsbesteck

Notwendiges Intubationsbesteck (Abb. 33):

Intubationsspatel nach MacIntosh (a)
Führungsstab (b)
Intubationstuben verschiedener Größe nach Magill (c)
Männer 32–34 Charriere
Frauen 30–32 Charriere
Kind 12 J. 28–30 Charriere
Kind 6 J. 26 Charriere
Kind 2. J. 22 Charriere
Guedel-Tubus (d)
Gleitmittel (z. B. Xylocain-Gel)

Technik der Intubation. *Führungsstab* etwas rund biegen und in den ausgewählten Tubus stecken. Seine Länge wird durch die Stellschraube so begrenzt, daß er am Ende nicht frei aus dem Tubus herausragt, da er sonst Verletzungen setzen könnte. Tubus am distalen Ende mit *Gleitmittel* bestreichen.

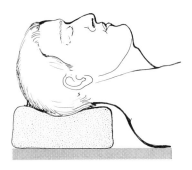

Abb. 34. Lagerung zur Intubation

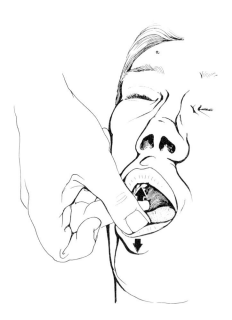

Abb. 35. Öffnen des Mundes mit der rechten Hand durch den Scherengriff

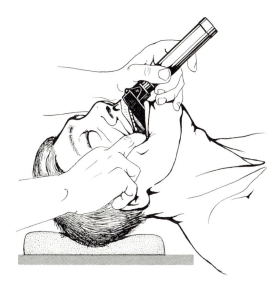

Abb. 36. Einsetzen des Intubationsspatels mit der linken Hand

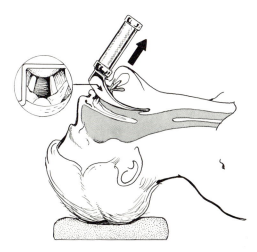

Abb. 37. Situation bei eingesetztem Intubationsspatel. Eine Hilfsperson kann von außen etwas gegen den Kehlkopf drücken

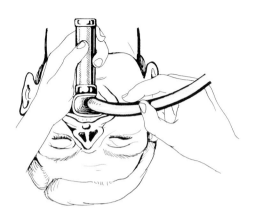

Abb. 38. Einführen des Tubus mit der rechten Hand vom rechten Mundwinkel aus

Intubationsspatel aufklappen, wobei sich die Beleuchtung (Batterie im Griff) automatisch einschaltet.

Patienten flach auf den Rücken lagern, den *Kopf* durch eine Unterlage um 10–20 cm *anheben,* dann nach dorsal *überstrecken.* Das Kopfende sollte von allen Seiten gut zugänglich sein (Abb. 34).

Der Arzt steht am Kopfende des Patienten, öffnet dessen Mund mit der *rechten Hand* durch den *Scherengriff:* Mittelfinger gegen die obere Zahnreihe, Daumen gegen die untere Zahnreihe (Abb. 35). Intubationsspatel mit der *linken Hand* einführen, die Zunge aufladen und etwas nach links drängen, langsam vorschieben (Abb. 36). Durch Zug mit einem Finger der rechten Hand am rechten Mundwinkel kann man sich die Sicht verbessern. Erste Orientierungsmarke ist die *Uvula.* Dann Druck mit der Spatelspitze auf den Zungengrund und leichtes Kippen des Spatels. *Nicht gegen die obere Zahnreihe abstützen!* Dadurch wird der Blick auf die *Epiglottis* frei (2. Orientierungsmarke).

Weiteres Vorschieben des Spatels über den Zungengrund bis zum Ansatz der Epiglottis (Plica glossoepiglottica). Durch kräftigen Zug mit dem Spatel nach vorn oben in Richtung des Handgriffes kippt die Epiglottis nach vorn, und die *Glottis* wird sichtbar (3. Orientierungsmarke), zunächst die Aryknorpel, dann das hintere Drittel der Stimmbänder, dann evtl. die Glottis in ganzer Ausdehnung. Wenn die *obere Zahnreihe* geschont wird, kann ohne Schaden erhebliche Kraft angewandt werden (Abb. 37).

Die *rechte Hand* führt nun mit dem eingesetzten Führungsstab den *Tubus,* vom *rechten Mundwinkel* des Patienten kommend, unter Sicht in die Glottis. Der Einblick in die Glottis wird erleichtert, wenn gleichzeitig eine Hilfsperson von außen auf den Kehlkopf drückt. Niemals Gewalt beim Einführen des Tubus anwenden! (Abb. 38).

Herausziehen des Führungsstabes. Kontrolle der richtigen Lage des Tubus (s. unten). Wenn der Tubus richtig liegt, wird er durch eine Mullbinde oder Leukoplaststreifen so *fixiert,* daß er nicht verrutschen kann.

Besteht die Gefahr, daß der Patient krampft oder durch Beißen den Tubus zuquetscht, kann man zusätzlich einen *Guedel-Tubus* oder notfalls eine zusammengerollte Binde zwischen die Zähne schieben.

Die *Manschette* sollte nur aufgeblasen werden, wenn künstliche Atmung erforderlich ist oder die Gefahr einer Aspiration besteht. Luft mit Injektionsspritze einblasen, Kontrolle des Luftdruckes am äußeren Ballon, zuklemmen.

Mögliche Fehler bei der Intubation und Kontrolle der richtigen Lage des Tubus:

● *Der Tubus liegt im Oesophagus.*

Bei Spontanatmung muß nach der Intubation der Atemstrom ausschließlich aus dem Tubus kommen. Handfläche oder Ohr an das Tubusende halten! Eine Stimmgebung ist nicht mehr möglich. Stöhnt der Patient oder gibt andere Laute von sich, liegt der Tubus mit Sicherheit nicht richtig, wahrscheinlich im Oesophagus.

Bei unzureichender Spontanatmung oder Atemstillstand nach der Intubation rhythmisch Druck auf den Thorax ausüben und mit dem Ohr am Tubusende kontrollieren, ob die Luft über den Tubus geht. Ist das nicht der Fall, liegt der Tubus im Oesophagus.

Tubus sofort herausnehmen und erneut intubieren.

● *Der Tubus liegt zu tief in der Trachea,* jenseits der Carina, so daß er einen Hauptbronchus abblockt und nur eine Lunge belüftet.

Liegt der Tubus richtig in der Trachea, muß durch Auskultation des Thorax kontrolliert werden, ob beide Lungen belüftet sind. Ist das Atemgeräusch nur auf einer Seite zu hören, muß der Tubus etwas herausgezogen werden, bis beide Lungen ausreichend beatmet sind.

● *Via falsa*

Seltene, aber schwerwiegende Komplikation. Meist Perforation mit dem Tubusende oder dem zu langen Führungsstab im *Sinus piriformis*. Blutspuren am Tubusende, Luftemphysem des Halses, später Entwicklung einer Phlegmone und einer Mediastinitis. Die Diagnose der Via falsa muß sobald als möglich verifiziert (Röntgenaufnahmen des Halses und des Thorax zeigen das Luftemphysem) und operativ versorgt werden (collare Mediastinotomie), sonst sehr schlechte Prognose.

5.3.2 Coniotomie, Nottracheotomie. Dieser Eingriff ist ein *Notbehelf*, der nur zur Überbrückung indiziert ist, wenn andere, bessere Maßnahmen (Intubation, medikamentöse Behandlung z. B. bei akutem Glottisoedem, Tracheotomie) nicht möglich sind. Hierbei wird das Lig. conicum zwischen Schildknorpelunterrand und Ringknorpel quer durchschnitten. Die Öffnung liegt unmittelbar unterhalb des Stimmbandniveaus. *Tiefere Stenosen, also alle Einengungen der Trachea, werden hierdurch nicht wirkungsvoll beeinflußt.*

Auf Lokalanaesthesie wird bei gegebener Indikation meist verzichtet werden müssen. Man braucht nur ein scharfes, spitzes Messer und einen Gegenstand, mit dem der Schnitt offengehalten werden kann. Vorteilhaft ist ein fertiges Instrument, das aus einem *Troikar* und einer kurzen durchgesteckten Kanüle besteht (Abb. 39).

Der Patient liegt, den Kopf nach hinten überstreckt. Der Arzt be-

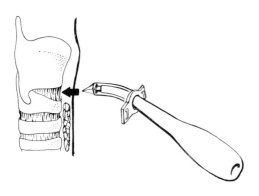

Abb. 39. Troikar zur Coniotomie

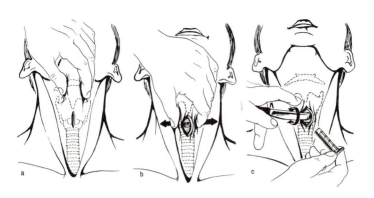

Abb. 40 a–c. Coniotomie. a Hautschnitt, b quere Eröffnung zwischen Schildknorpel und Ringknorpel, c Spreizen der Öffnung und Einsetzen eines Röhrchens

findet sich an seiner rechten Seite. Er faßt mit der linken Hand den Schildknorpel und fixiert den Kehlkopf. Mit der rechten Hand tastet er den unteren Rand des Schildknorpels und den Ringknorpel. In diesem Bereich wird in der *Medianlinie ein Schnitt* von ca. 3 cm Länge ausgeführt. Dann mit der Spitze des Messers *quer* zwischen Unterrand des Schildknorpels und Ringknorpel eingehen, durch Drehen des Messers den Schnitt aufspreizen, ein Röhrchen (eine kleine Trachealkanüle) einsetzen. Im Notfall muß ein beliebiger Gegenstand, z. B. ein Röhrchen, das aus einer 2 ml-Einmalspritze hergestellt werden kann, oder ein zurechtgeschnittener kleiner Holzkeil den Spalt offenhalten (Abb. 40).

Nach der Coniotomie muß möglichst bald eine *regelrechte Tracheotomie* angelegt und die Coniotomieöffnung operativ versorgt werden.

5.3.3 Tracheotomie. Die Tracheotomie ist in vielen Fällen irreversibler Stenose der Atemwege (beiderseitige Recurrenslähmung, fortgeschrittenes Larynx-Carcinom, Tracheomalazie, Kehlkopftrauma) indiziert. Obwohl der Eingriff für den Geübten meist technisch nicht schwierig ist, kommt er doch in der konkreten Notfallsituation nur selten in Betracht. Man braucht dazu ein *Operationsbesteck* (s. weiter unten), eine *Trachealkanüle* geeigneter Größe oder einen flexiblen Tubus, *Lokalanaesthesie,* sofern der Patient noch bei Bewußtsein ist, eine *Hilfsperson* zur Assistenz; außerdem muß der Patient *richtig gelagert* werden. Sind diese Bedingungen nicht erfüllt und hat der hinzugerufene Arzt nicht die entsprechende operative Erfahrung, ist der Eingriff nicht anzuraten. Liegt zudem eine *Struma* mit Einengung und Verlagerung der Trachea vor, sind die Schwierigkeiten auch für den Geübten unter den optimalen Bedingungen in einem Operationssaal oft beträchtlich. *Die Vorstellung, man könne in jeder Situation nur mit einem Taschenmesser eine Tracheotomie ausführen, ist unrealistisch.* Für derartige Notsituationen kommt nur die Coniotomie in Betracht (s. oben).

Trotz dieser Einschränkungen soll hier die **Technik der Tracheotomie** ausführlich beschrieben werden, damit auch der Ungeübte, wenn die äußeren Umstände es gestatten, den Eingriff ausführen kann.

Erforderliches Instrumentarium:

> 1 nicht zu großes Skalpell
> (besser 1 größeres für den Hautschnitt, ein kleines für die Eröffnung der Trachea)
> 2 scharfe Haken, vierzinkig
> 2 stumpfe Wundhaken nach Langenbeck
> 2 kleine zweizinkige Wundhaken
> 1 Schilddrüsenhaken nach Schönborn
> 1 Präparierschere
> 1 Präparierklemme
> 2 chirurgische Pinzetten
> Gefäßklemmen
> Nadel und Nadelhalter
> Nahtmaterial
> Trachealkanüle geeigneter Größe, dazu möglichst Führungsbougie für Männer Nr. 11–12
> für Frauen Nr. 10–11
> für Säuglinge Nr. 1–2
> Injektionsspritze mit Nadel
> Lokalanaestheticum (Xylonest 0,5 % mit Epinephrin)
> Tupfer und Mullbinden
> Mullstreifen, 2 cm breit
> Gute Beleuchtung, am besten mit Stirnlampe

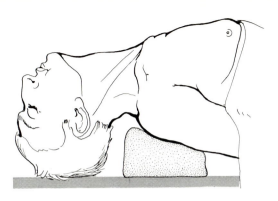

Abb. 41. Lagerung zur Tracheotomie

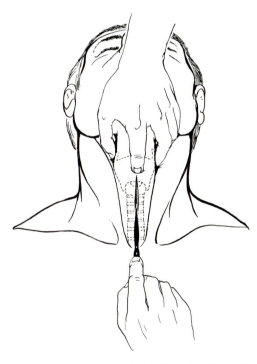

Abb. 42. Schnitt zur Tracheotomie

Vorbereitung der Kanüle:
Innenstück herausnehmen, Bändchen in die Ösen einknüpfen, eine wasserdichte Folie und eine Lage Mull perforieren, die Kanüle hindurchstecken, so daß später die Mullage auf die Haut, die Folie nach außen zu liegen kommt, Führungsbougie einführen, Kanüle und Führungsbougie mit Salbe (Borsalbe, Xylocain-Gel) bestreichen.

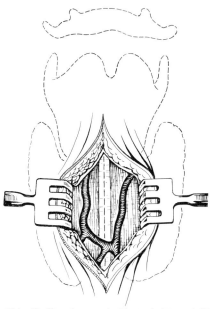

Abb. 43. Situation nach Hautschnitt und Durchtrennung des subkutanen Gewebes. Paramedian und querverlaufende Venen. Median der Fascienstreifen

Der Patient wird auf den Rücken gelagert, den Kopf durch Unterschieben einer *Rolle unter die Schultern* nach hinten überstreckt. *Infiltrationsanaesthesie* der mittleren Halsregion zwischen Schildknorpel und Jugulum (Abb. 41).
Schnitt in der Mittellinie vom unteren Rand des Schildknorpels abwärts, etwa 5 cm lang (Abb. 42). Subcutan verlaufen paramedian 2 Venen, die zur Seite gedrängt werden können. Bei Einflußstauungen können sie stark erweitert sein und unangenehm bluten. Quer

verlaufende Venen müssen doppelt abgeklemmt, durchtrennt und unterbunden werden. Stumpfes Vorpräparieren genau in der Mittellinie in Richtung auf den *Ringknorpel,* dessen Lage zu palpieren ist. Die Muskulatur wird in dem in der Mittellinie verlaufenden *Fascienstreifen* längs gespalten und mit Haken zur Seite gehalten (Abb. 43).

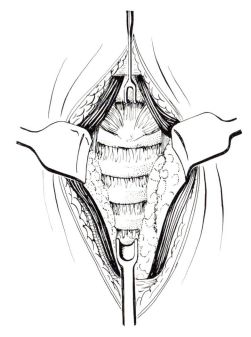

Abb. 44. Trachea freigelegt, Kehlkopf durch zweizinkigen Haken fixiert, Schilddrüse durch stumpfen Haken nach caudal abgedrängt

Durch die stridoröse Atmung bewegt sich der Kehlkopf meist stark auf- und abwärts, was die Präparation erheblich erschwert. Ist der Ringknorpel nicht gleich sicher zu tasten, geht man am besten etwas weiter nach oben und stellt zunächst den Schildknorpel dar. Durch einen kleinen 2-zinkigen Haken, am unteren Rand des Schildknorpels eingesetzt und durch eine Hilfsperson gehalten, lassen sich die Atemexkursionen des Kehlkopfes unterbinden.

Dann Präparation dicht am Kehlkopf in caudaler Richtung bis zum Ringknorpel. Nach Darstellung des Ringknorpels wird die dort ansetzende zur *Schilddrüse* ziehende Fascie quer durchtrennt. Danach läßt sich der Schilddrüsenisthmus mit Präparierklemme, Stieltupfer und Schilddrüsenhaken stumpf von der Trachea ablösen und nach caudal abschieben, bis die oberen 3–4 Trachealringe freiliegen (Abb. 44).

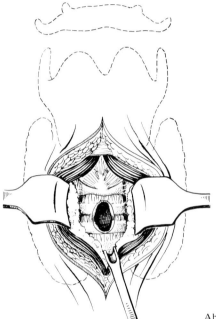

Abb. 45. Eröffnung der Trachea

Wenn die Schilddrüse versehentlich verletzt wird, kann es sehr heftig bluten. U. U. ist es dann nötig, den Hautschnitt nach caudal zu verlängern, den Schilddrüsenisthmus ganz darzustellen, doppelt abzuklemmen und in der Mitte zu durchtrennen. Die Isthmusstümpfe müssen dann durch Umstechungen versorgt werden.

Ist die Trachea richtig dargestellt, wird im Bereich des 2.–4. Ringes eine *längsovale Öffnung* eingeschnitten (Abb. 45). Das hierbei zu entfernende Stückchen der Trachealwand muß gut mit der Pinzette erfaßt werden, bevor es ganz abgesetzt wird, damit es nicht in die Trachea aspiriert wird.

Man vermeide es, die Trachea zu eröffnen, bevor nicht die letzten Gewebeschichten von der Vorderwand abgelöst und die Trachealringe gut erkennbar sind. Man erhält sonst beim Schnitt durch diese Gewebsschichten leicht eine Blutung, die zur Aspiration in die eröffnete Trachea führt. Auch sonst sollten alle Blutungen oder liegenden Klemmen versorgt sein, bevor die Trachea eröffnet wird. Nach Einsetzen der Kanüle bereitet das sonst Schwierigkeiten.

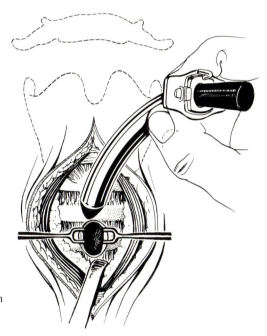

Abb. 46. Einsetzen der Kanüle in das Tracheostoma

Bei einer *Tracheomalazie* kommen die Trachealringe nicht deutlich zur Darstellung. Man kann sich dann durch eine *Punktion* mit der Anaesthesiespritze, in der etwas Anaestheticum oder Kochsalzlösung enthalten ist, vergewissern, ob man wirklich die Trachea vor sich hat. Nach dem Einstechen läßt sich Luft aspirieren.
Nach Eröffnung der Trachea werden die beiden zweizinkigen Häkchen beiderseits in das Tracheostoma eingesetzt und auseinandergezogen. Dann wird die vorbereitete Kanüle eingeführt (Abb. 46).
Evtl. muß die Öffnung in der Trachea noch vergrößert werden (Cave

Verletzung der Schilddrüse, Blutung!). *Auf keinen Fall darf der Ringknorpel verletzt oder gar durchschnitten werden.* Das führt zu einer Ringknorpelperichondritis, die oft in eine irreparable Stenose übergeht. Man erleichtert sich das Einführen der Kanüle sehr, wenn man eine *Führungsbougie* verwendet. Liegt die Kanüle richtig, wird die Bougie sofort entfernt und durch das Innenstück der Kanüle ersetzt.

Die Wunde um die Kanüle herum wird mit einem Gazestreifen locker *tamponiert,* der Hautschnitt durch Einzelknopfnähte etwas verkleinert. Darüber ein zirkulärer, nicht zu fester Verband.

6. Probleme bei Kanülenträgern

Bei Patienten mit Trachealkanüle können als typische Notfallsituation auftreten:
- *Atemnot*
- *Blutung aus der Kanüle.*

Beides kann in hohem Maße bedrohlich werden. Um die Gesamtsituation richtig beurteilen zu können, ist es wichtig zu wissen, aus welchem Grunde eine Tracheotomie und das Tragen einer Kanüle notwendig geworden sind.

Für die verschiedenen Indikationen der Tracheotomie gibt es *verschiedene Ausführungen von Trachealkanülen* (Abb. 47a-d):

Normale Trachealkanüle aus Silber oder Plastik mit herausnehmbarem Innenstück.

Beatmungskanüle aus Silber oder Plastik mit aufblasbarer Gummimanschette.

Sprechkanüle aus Silber mit herausnehmbarem Innenstück. Sie hat an der konvexen Seite des Bogens eine siebartige Durchlöcherung, so daß die Luft nach oben zum Kehlkopf hin entweichen kann. Außerdem hat sie eine ventilartige Klappe vor der Öffnung der Kanüle. Diese öffnet sich bei Inspiration, gestattet also die Einatmung durch die Kanüle, sie schließt sich bei der Exspiration und lenkt den Luftstrom zur Phonation über die Siebplatte in den Kehlkopf.

Hummerschwanzkanüle mit biegsamem Teil und herausnehmbarem Innenstück. Sie dient zur Überbrückung von Stenosen der tiefen Atemwege.

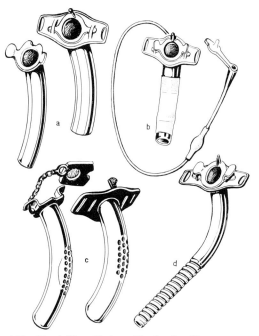

Abb. 47 a–d. Verschiedene Trachealkanülen. a normale Silberkanüle mit Innenstück, b mit aufgesteckter Gummimanschette zur Beatmung, c Sprechkanüle mit Innenstück, d Hummerschwanzkanüle

6.1 Typische Indikationen zum Tragen einer Trachealkanüle

Zustand nach Laryngektomie. Der Kehlkopf fehlt. Die Trachea ist in die Halshaut endständig eingenäht, Luft- und Speiseweg sind vollständig getrennt. Der Patient kann nur mit Hilfe der Oesophagussprache oder eines Elektrolarynx sprechen, nicht dagegen mit der Luft aus der Lunge (Abb. 48). Die Trachealkanüle dient zum Offenhalten des Tracheostomas, das ohne Kanüle leicht eine Neigung zur Schrumpfung hat. Die Kanüle kann gefahrlos für eine gewisse Zeit entfernt werden.

Stenosen im Bereich des Larynx (z. B. inoperabler Tumor, Narbenbildung, beiderseitige Recurrenslähmung). Die Atmung durch den stenosierten Kehlkopf ist nicht ausreichend, darum die Kanüle;

trotzdem ist mit der Atemluft oft eine Stimmgebung möglich (Abb. 49). Dazu wird entweder eine Sprechkanüle getragen (s. oben), oder die Patienten halten zum Sprechen die Kanüle mit dem Finger zu, so daß die Luft neben der Kanüle zum Kehlkopf gelangen kann. Besteht das Tracheostoma schon lange (einige Wochen), ist das Gewebe so stabilisiert, daß die Kanüle für kurze

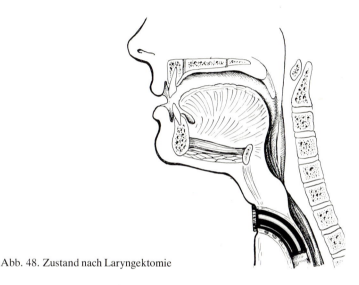

Abb. 48. Zustand nach Laryngektomie

Zeit herausgenommen werden kann ohne Gefahr einer bedrohlichen Luftnot. Liegt die Tracheotomie erst kurze Zeit zurück, sollte der Unerfahrene sehr vorsichtig sein, die Kanüle zu entfernen, da sich dann die Gewebsschichten leicht kulissenartig übereinanderschieben, so daß sich das Tracheostoma verschließt und Erstickung droht. Das Innenstück der Kanüle kann jederzeit kurzfristig zur Reinigung entfernt werden.

Stenosen im Bereich der Trachea (z. B. Tracheomalazie, Struma maligna, Narbenstrikturen, Mediastinaltumoren). Die Kanüle, von normaler oder besonders großer Länge, hat die Aufgabe, die kollabierten Trachealwände auseinanderzuhalten. Der Kehlkopf ist in Ordnung oder ebenfalls stenosiert (beiderseitige Recurrenslähmung bei Struma maligna). Es kann bei zugehaltener Kanüle gesprochen werden. Bei Entfernung der Kanüle droht ein Kollabieren der Trachealwände. Nur das Innenstück kann bedenkenlos zur Reinigung entfernt werden.

Tracheotomie zur künstlichen Beatmung (z. B. bei zentraler oder peripherer Atemlähmung, Intoxikation, Bewußtlosigkeit bei Schädeltrauma, aufsteigender Lähmung). Es liegt eine Beatmungskanüle

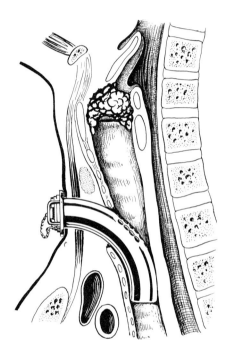

Abb. 49. Stenose im Bereich des Kehlkopfes, Tracheotomie mit Sprechkanüle

mit aufgeblasener Manschette (s. oben). Ein Wechsel der Kanüle ist nur nach sorgfältiger Vorbereitung in Abhängigkeit von der Beatmungssituation möglich. Zum Kanülenwechsel muß die Luft aus der aufgeblasenen Manschette abgelassen werden.

Tracheotomie zur Prophylaxe der Aspiration, zur Bronchialtoilette und zur Verkleinerung des Totraumes (z. B. bei Schlucklähmungen, Cor pulmonale, Emphysembronchitis). Die Atemwege sind auch ohne Kanüle ausreichend frei. Ein Wechsel der Kanüle ist ohne akute Gefährdung möglich. Es ist aber immer damit zu rechnen, daß sich das Tracheostoma innerhalb kurzer Zeit (einige Minuten) erheblich verengt, so daß beim Wiedereinsetzen der Kanüle Schwierigkeiten auftreten können.

6.2 Atemnot bei Kanülenträgern

Ursache kann sein:
- *Sekretborken* in der Kanüle oder der Trachea direkt unterhalb der Kanüle.
- *Granulationspolster* durch scheuernden Kontakt des Kanülenendes mit der Trachealschleimhaut.
- *Stenose* im tiefen Trachealabschnitt.
- *Via falsa* der Kanüle.

Diagnose: Es ist davon auszugehen, *warum ein Tracheostoma* vorhanden ist (s. oben). Bei Zustand nach *Laryngektomie* ist eine Via falsa nicht möglich, eine Einengung im tiefen Trachealabschnitt unwahrscheinlich. Meistens Sekretborken durch Tracheitis sicca oder Granulationswall unterhalb der Kanüle. Bei Tracheotomie wegen *substernaler Struma* ist an eine Einengung der Trachea in der Tiefe zu denken. Tritt die Luftnot im Anschluß an einen *Kanülenwechsel* bei relativ frischem Zustand nach Tracheotomie akut auf, ist eine Via falsa zu erwägen.

In jedem Fall zunächst das *Innenstück* der Kanüle entfernen und von Sekretborken reinigen! Wird die Atmung dadurch nicht normalisiert, versuchen, das Sekret aus Trachea und Bronchien abzusaugen. Stößt man mit einem weichen Absaugeschlauch in einer Tiefe, die der Länge der Kanüle entspricht, auf einen Widerstand, liegt wahrscheinlich ein *Sekretpfropf* oder ein *Granulationswall* vor. Eine *Via falsa* zeigt sich dadurch, daß über die Kanüle überhaupt nicht mehr geatmet wird und der Patient plötzlich sprechen kann. Evtl. muß das Atemhindernis endoskopisch abgeklärt werden.

Therapie: *Sekretkrusten* werden durch Einträufeln von physiologischer Kochsalzlösung und Tacholiquin (1–2 ml 0,1%) in die Trachea, sowie durch Dampfinhalationen aufgeweicht und können dann abgehustet oder abgesaugt werden. Durch das Einträufeln entsteht ein heftiger Hustenreiz, der die Flüssigkeit tröpfchenförmig verteilt. Oft wird ein fingerendgliedgroßer Sekretpfropf ausgehustet.

Granulationswälle müssen durch Einsetzen einer längeren, aber dünneren Kanüle überwunden, evtl. auch endoskopisch abgetragen werden. Eine tiefe *Trachealstenose* läßt sich mit extra langen Spezialkanülen (Hummerschwanzkanüle s. o.) überbrücken. Eine Via falsa muß sorgfältig revidiert werden.

In den meisten Fällen wird eine kurzdauernde Behandlung in einer Fachklinik nötig, da das erforderliche Instrumentarium, Spezialkanülen, Absaugvorrichtungen, Endoskopie, nicht überall vorhanden ist.

6.3 Blutung aus der Trachealkanüle

Blutungen aus dem Tracheostoma sind für den Patienten immer sehr beunruhigend. Sie können relativ harmlos, aber auch unmittelbar lebensbedrohend sein. Häufigste Ursachen sind:
- *Tracheitis sicca*
- *Granulationspolster* oder flaches Ulcus an der Vorderwand der Trachea in Höhe des Kanülenendes
- *Arrosionsblutung aus Tumor*
- *Arrosion der A. anonyma*
- *Nachblutung* kurz nach der Tracheotomie

Diagnose: Das Grundleiden, das ein Tragen der Trachealkanüle nötig macht, sollte berücksichtigt werden (s. oben). *Geringe Blutmengen,* die durch Husten hervorgebracht werden, kommen meist von einer Tracheitis sicca oder einer Wunde an der Trachealvorderwand durch das scheuernde Kanülenende. Bei fortgeschrittenen Tumoren (Larynx, Schilddrüse, Trachea) und *stärkerer Blutung* ist an eine Arrosion des Tumors zu denken. Starke fortgeleitete *Pulsationen* der Kanüle deuten auf den Kontakt zur A. anonyma, besonders bei tief sitzender Tracheotomie. Leichte Blutungen können Vorboten einer Arrosionsblutung sein. Die Arrosion der A. anonyma führt zu solch massiver Blutung, daß jede Hilfe zu spät kommt (Abb. 50).

Therapie: Bei leichter Blutung durch ein Dekubitalgeschwür an der Trachealvorderwand genügt oft der *Wechsel* zu einer anderen Kanüle, die länger oder kürzer als die bisherige ist oder aus Plastik

statt Silber besteht. Dadurch wird der bislang irritierte Abschnitt der Trachealschleimhaut geschont.
Bei stärkerer Blutung Wechsel der Kanüle gegen einen *Intubationstubus* (Magill) mit *aufblasbarer Manschette*. Nach Einführen des Tubus richtige Lage kontrollieren durch Auskultation beider Lungen. Wenn der Tubus zu tief liegt, blockt er einen Hauptbronchus ab, so daß nur eine Lunge beatmet wird. Dann den Tubus zurückziehen, bis beide Lungen beatmet werden, abblocken. Absaugen von aspiriertem Blut.

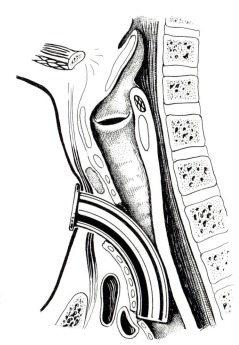

Abb. 50. Arrosion der Trachealvorderwand und der A. anonyma durch eine schlecht sitzende Kanüle

Bei leichter Blutung kurz nach Anlegen einer Tracheotomie kann versucht werden, die Blutung durch eine *Streifentamponade* der Wunde um die Kanüle herum zu stillen. Bei stärkerer Blutung muß das Tracheostoma revidiert und das Gefäß unterbunden werden.

Man darf die Kanüle zur Revision erst entfernen, wenn alle Vorbereitungen getroffen sind: Vollständiges Operationsbesteck, Beleuchtung, Absaugung, neue Trachealkanüle.

6.4 Technik des Kanülenwechsels

Das *Innenstück* der Kanüle kann jederzeit herausgenommen und gereinigt werden. Es muß dann sofort wieder eingesetzt werden, damit sich nicht Sekretkrusten im äußeren Kanülenrohr ansetzen. Muß die ganze Kanüle gewechselt werden, ist zu erwägen, ob in

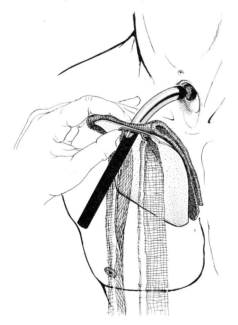

Abb. 51a. Einsetzen einer Trachealkanüle

der Zwischenzeit eine bedrohliche Situation eintreten kann (s. oben). Ist mit Schwierigkeiten zu rechnen, sollte der Wechsel nur vorgenommen werden, wenn eine *Ersatzkanüle* zur Verfügung steht und sofort eingesetzt werden kann.

Die Kanüle wird vor dem Einsetzen an den Ösen mit einem

Bändchen versehen und durch eine eingeschnittene *Mullage* (auf der dem Körper zugewandten Seite) und eine Schicht aus *wasserdichtem Stoff* (Wachstuch, Kunststoff-Folie, auf der nach außen gerichteten Seite) gesteckt, mit Vaseline *eingefettet* und in das Tracheostoma, der Krümmung folgend, eingeführt. Wenn das Tracheostoma eng ist oder eine Neigung zum Schrumpfen hat, immer auch beim erstmaligen Kanülenwechsel nach einer Tracheotomie, sollte man in die Kanüle eine *Bougie* aus Gummi stecken, notfalls das Ende eines Magenschlauches oder Darmrohres (Abb. 51a). Das Innenstück der Kanüle ist dabei herauszunehmen, und die Bougie ist so groß zu wählen, daß sie die Kanüle vollständig ausfüllt. Mit dieser Technik gelingt es immer, die Kanüle auch in ein

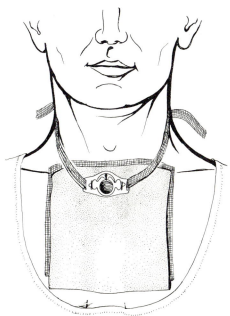

Abb. 51b. Eingesetzte Trachealkanüle

stark geschrumpftes Tracheostoma einzuführen. Nach Einsetzen der Kanüle Bougie sofort herausnehmen, Kanüleninnenstück einsetzen, Bändchen um den Hals verknoten (Abb. 51b). Die Haut im Bereich des Tracheostomas ist oft durch Sekret gereizt. Sie kann mit *Zinkpaste* abgedeckt werden.

7. Akute Entzündungen, Schmerzen

Die meisten akut entzündlichen Erkrankungen des HNO-Fachgebietes gehen mit Schmerzen einher. Schmerzen sind darum ein häufiges Leitsymptom, mit dem Patienten den Notfallarzt aufsuchen.
Die verschiedenen Organregionen werden sensibel nur von wenigen *Hirnnerven* versorgt: Trigeminus, Glossopharyngicus, Vagus (N. laryngicus cranialis). Das hat zur Folge, daß die Schmerzempfindung oft nicht dem Sitz der Erkrankung entspricht, sondern durch *Ausstrahlung* im Versorgungsgebiet des betroffenen Nerven irreführen kann, z.B. wenn eine Kieferhöhlenentzündung Stirnkopfschmerzen verursacht oder eine Peritonsillitis Ohrenschmerzen. Bei unklaren Schmerzen ist daher immer eine sorgfältige Untersuchung des gesamten Fachgebietes nötig.

7.1 Ohrenschmerzen

Ohrenschmerzen werden in erster Linie verursacht durch Entzündungen des äußeren und mittleren Ohres:
- *Otitis externa*
- *Otitis media acuta*
- *Mastoiditis*
- *Otitis media chronica*
- *Zoster oticus*
- *Aero-Otitis*

Sind diese Erkrankungen auszuschließen, so muß immer auch an ausstrahlende Schmerzen aus anderen Regionen gedacht werden:
- *Entzündungen im Rachen* (Tonsillitis, Peritonsillitis)
- *Zahnerkrankungen* (Dentitio difficilis eines Weisheitszahnes)

- *Kiefergelenksaffektionen* (Arthritis, Arthrose)
- *Speicheldrüsenerkrankungen* (Parotitis)
- *Lymphknotenerkrankungen* (Lymphadenitis der umgebenden Regionen)

7.1.1 Otitis externa. Es handelt sich entweder um eine *bakterielle Entzündung der Haarbälge* (Gehörgangsfurunkel, Otitis externa circumscripta) oder eine *diffuse Dermatitis* der Gehörgangshaut (Otitis externa diffusa). Die Ursache ist oft eine chronische Mittelohrentzündung mit eitriger Sekretion, durch die die Gehörgangshaut mazeriert wird, oder eine allergische Reaktion auf chemische Reize, z. B. durch zurückbleibende Seifenreste beim Waschen oder Chlorbeimengungen vom Wasser öffentlicher Badeanstalten.

Diagnose: Sehr heftige, akut aufgetretene Ohrenschmerzen, einseitig oder beidseitig. Schmerz bei Druck auf den *Tragus* oder Zug an der Ohrmuschel. Gehörgang zugeschwollen, beim Einführen des Ohrtrichters sehr schmerzempfindlich. Gehörgangshaut gerötet und aufgelockert. Schmierig foetide Sekretion, bei Entleerung eines Furunkels auch eitrige Sekretion.

Trommelfell geschlossen, reizlos oder scholrig belegt (Myringitis); die Beurteilung kann durch die Schmerzhaftigkeit des Gehörganges und das Sekret allerdings sehr schwierig sein.

Pulsierendes Sekret spricht für Otitis media und gegen ausschließliche Otitis externa.

Bei Gehörgangsfurunkel u. U. *Weichteilschwellung* der Umgebung, teigiges Oedem auf dem Warzenfortsatz, das eine Mastoiditis vortäuscht.

Hörvermögen normal, solange der Gehörgang nicht völlig zugeschwollen ist.

Therapie: Einlegen eines schmalen *Gazestreifens* mit 70%igem Alkohol in den Gehörgang. Der Streifen soll durch Nachträufeln von Alkohol immer feucht gehalten werden. Analgetika. Bei begleitendem Oedem Borwasserumschläge und Antibiotika gegen Staphylokokken (z.B. Stapenor). Bei Gehörgangsfurunkel evtl. Incision. Die weitere Behandlung nach Abschwellen des Gehörganges erfolgt je nach Befund mit cortisonhaltigen Salben, Tropfen oder Farbstofflösungen.

7.1.2 Otitis media acuta. Die akute Mittelohrentzündung entsteht meist durch *Aszension von pathogenen Keimen* (hämolysierende Streptokokken, Staphylokokken, Pneumokokken) über die Tube vom Nasenrachenraum aus. (Traumatische Mittelohrentzündung durch Trommelfellzerreißung s. S. 21). Sie beginnt mit sehr heftigen reißenden und klopfenden Schmerzen, einseitig oder beiderseitig und kann sich innerhalb weniger Stunden voll entwickeln. Kommt es spontan zum *Trommelfelldurchbruch,* entleert sich seröses Exsudat, und die Schmerzen lassen dann nach. Eine besondere Form ist die *Grippeotitis,* eine *hämorrhagische Entzündung* mit der Bildung von Blutblasen auf dem Trommelfell und der Gehörgangshaut. Bei deren Ruptur besteht blutig seröser Ausfluß (s. auch S. 2).

Diagnose: Kurze Anamnese mit akut einsetzenden Ohrenschmerzen, evtl. schon bestehender allgemeiner Infekt. *Trommelfell gerötet,* aufgelockert, vorgewölbt, Einzelheiten (Hammergriff, Lichtreflex) nicht mehr zu erkennen. Nach Perforation des Trommelfelles *pulsierendes Sekret.* Tragus nicht druckschmerzhaft.

Schalleitungsschwerhörigkeit:

Beim Weber'schen Versuch (Stimmgabel auf dem Scheitel) wird der Ton im kranken Ohr gehört, bei Erkrankung beider Ohren in Kopfmitte. Beim Rinne'schen Versuch (Vergleich Luft- und Knochenleitung) wird der Ton auf dem Warzenfortsatz besser gehört als vor dem Ohr (Rinne negtiv).

Therapie: Antibiotikum für 4–5 Tage (z.B. Penicillin), Wärme (Rotlicht, Sollux), Analgetica, abschwellende Nasentropfen, falls gleichzeitig eine Rhinitis besteht. Ohrentropfen sind entbehrlich. Sie haben allenfalls eine lokale analgetische Wirkung, können aber das Krankheitsgeschehen im Mittelohr nicht beeinflussen.

7.1.3 Mastoiditis. Typische Komplikation der akuten Mittelohrentzündung, heute relativ selten. Sie entwickelt sich 2–3 Wochen nach Beginn der Primärerkrankung und ist gekennzeichnet durch eine *eitrige Einschmelzung* des knöchernen Zellsystems des Warzenfortsatzes. Es können sich *weitere Komplikationen* entwickeln: Durchbruch des Eiters nach außen zum *Planum mastoideum,* zum *Jochbogen,* zur *Warzenfortsatzspitze,* aber auch Übergreifen auf das *Labyrinth* (Labyrinthitis s. S. 136), den *Facialiskanal* (Facialisparese s. S. 149), den *Sinus sigmoideus* (Sepsis) und die *Meningen* (Meningitis).

Diagnose: Anamnestisch seit 2–3 Wochen Mittelohrentzündung, die nicht richtig ausgeheilt war und jetzt vermehrt Beschwerden verursacht. Fieber, allgemeines Krankheitsgefühl, verstärkte Schmerzen. *Druckschmerz* über dem Warzenfortsatz, evtl. dort teigige Schwellung mit Vordrängen der Ohrmuschel.
Trommelfell verdickt, gerötet, meist eitrige Sekretion aus einer stecknadelkopfgroßen zentralen Perforation, in seltenen Fällen kann das Trommelfell aber auch geschlossen sein. *Vorwölbung* der hinteren oberen Gehörgangswand.
Bei Durchbruch in den Ansatz des M. sternocleidomastoideus Schonhaltung oder Schiefhaltung des Kopfes, Druckschmerz über der Warzenfortsatzspitze; bei Durchbruch im Jochbogen Druckschmerz vor dem Kiefergelenk.
Schalleitungsschwerhörigkeit (Stimmgabelbefunde wie bei akuter Mittelohrentzündung).
Therapie: Dringende Einweisung in HNO-Klinik zur Operation (Mastoidektomie). Als Überbrückungsmaßnahme massive antibiotische Therapie (z. B. mit Ampicillin).

7.1.4 Schmerzen bei chronischer Mittelohrentzündung. Die chronische Mittelohrentzündung kommt in 2 Formen vor:
1. Die *mesotympanale Schleimhauteiterung* ist durch einen zentralen Trommelfelldefekt gekennzeichnet. Sie verursacht keine ernsten Komplikationen.
2. Die *epitympanale Knocheneiterung* ist durch einen randständigen Trommelfelldefekt hinten oben gekennzeichnet, geht häufig mit einem Cholesteatom einher und kann zu schwerwiegenden Komplikationen führen.

Bei beiden Formen findet sich über viele Jahre ein wechselnd starker Ohrenfluß. Schmerzen bestehen in der Regel nicht. Treten *Schmerzen* hinzu, kommen 2 Dinge in Betracht:
- *eine akute Exacerbation*
- *eine drohende Komplikation*

Die *akute Exacerbation* tritt besonders bei der *mesotympanalen* Form auf. Sie entsteht durch massive Reinfektion oder Superinfektion des offenen Mittelohres, z. B. durch Eindringen von bakterienhaltigem Badewasser oder einen allgemeinen Infekt. Heftige Ohren-

schmerzen, profuse schleimig-seröse Sekretion. Schwerwiegende Komplikationen sind nicht zu erwarten.
Bei der *chronischen epitympanalen* Mittelohreiterung ist das Auftreten von Schmerzen immer verdächtig auf eine *ernste Komplikation:*
- *Epiduralabszeß*
- *Subduralabszeß*
- *Meningitis*
- *Hirnabszeß*
- *Thrombose des Sinus sigmoideus*

Weitere Komplikationen, die sich nicht primär durch Schmerzen äußern, sind
- *die Labyrinthitis* (s. S. 138)
- *die Facialisparese* (s. S. 149).

Diagnose: Anamnestisch „schon immer mit dem Ohr zu tun gehabt", gelegentlich oder immer leichtes Ohrenlaufen, jetzt plötzlich verstärkt, Schmerzen im Ohr oder in der ganzen Kopfseite.
Trommelfellbefund oft schwer zu beurteilen. Granulationspolypen können den ganzen Gehörgang verlegen. *Fadenziehend-schleimiges Sekret,* nicht foetide, spricht für akute Exacerbation einer mesotympanalen chronischen Mittelohreiterung. Falls das Trommelfell zu beurteilen ist, erkennt man einen zentralen Defekt, der den Trommelfellrand nicht erreicht.
Foetides schmieriges Sekret spricht für epitympanale Knocheneiterung und drohende Komplikation. *Randständiger Defekt* hinten oben? Weißliche *Cholesteatommassen? Fistelsymptom* (s. S. 138)? *Meningismus? Facialis* (s. S. 149)? *Klopfschmerz* über dem Schläfenbein? *Druckschmerz* über dem *Warenfortsatz?* Druckschmerz über der *V. jugularis?*

Therapie: Falls erreichbar, fachärztliche Konsultation, da die Unterscheidung der beiden Formen für den Ungeübten schwierig ist. Bei der akuten Exacerbation der *mesotympanalen chronischen Otitis* lokale und allgemeine antibiotische Therapie. Da es sich meist um Problemkeime handelt, sofort Entnahme eines *Abstriches* zur Keim- und Resistenzbestimmung. Versuchsweise Beginn einer lokalen Behandlung mit Chlorampenicol-haltigen Ohrentropfen (z.B. Leukomycin, Paraxin). Die Tropfen reichlich in den Gehörgang einfüllen, durch Druck auf den Tragus versuchen, sie durch die Paukenhöhle und die Tube bis in den Rachen zu befördern. Beim Eintritt in den Rachen wird bitterer Geschmack angegeben. Erst nach Kenntnis des Antibiogramms Umsetzen auf gezieltes Antibiotikum und allgemeine antibiotische Therapie.

Bei einer drohenden Komplikation der *epitympanalen chronischen Otitis* sofortige Einweisung in eine Fachklinik zur Operation. Eine rein konservative Behandlung ist aussichtslos.

7.1.5 Zoster oticus.

Relativ seltene Infektion mit dem Zostervirus im Bereich des VII. und VIII. Hirnnerven. Leitsymptome sind der heftige *Schmerz* im Ohr und *Bläschenbildung* an Ohrmuschel und Gehörgang. Funktionell bestehen oft, aber nicht regelmäßig, eine *Facialisparese*, eine *Schallempfindungsschwerhörigkeit* und eine *vestibuläre Störung*. Die Prognose der Funktionsausfälle ist ungünstig.

Diagnose: Anamnestisch akutes Auftreten von Ohrenschmerzen, in die benachbarten Regionen ausstrahlend, Schwerhörigkeit, Schwindel, evtl. Facialisparese.

Die Symptomatik ist *immer einseitig*. Beweisend sind die typischen *Bläschen* an Ohrmuschel und Gehörgang. Sie können aber so diskret und flüchtig sein, daß sie leicht übersehen werden. Trommelfell meist unauffällig oder leicht gerötet.

Die *Funktionsstörungen* können in allen Schweregraden und Kombinationen auftreten.

Facialisparese vom peripheren Typ, d. h. alle 3 Äste betroffen. Meist gleichzeitig Ausfall der Geschmackswahrnehmung auf den vorderen 2/3 der betroffenen Zungenseite (N. intermedius – Chorda tympani).

Schallempfindungsstörung:

Beim Weber'schen Versuch (Stimmgabel auf dem Scheitel) wird der Ton im gesunden Ohr gehört.

Beim Rinne'schen Versuch (Vergleich Luft- und Knochenleitung) wird die Stimmgabel vor dem Ohr besser gehört als auf dem Warzenfortsatz (Rinne positiv).

Vestibuläre Störung: Spontannystagmus, meist mit Schlagrichtung der schnellen Komponente zur gesunden Seite. Verstärkung des Nystagmus durch Kopfschütteln. Fallneigung zur kranken Seite.

Therpaie: Eine wirksame kausale Therapie ist nicht bekannt. Zur Sicherung der Diagnose möglichst baldige Überweisung zum Facharzt. Als Überbrückungsmaßnahme Antibiotikum zur Verhütung einer Sekundärinfektion, Analgetika, bei Schwindel Vomex A.

7.1.6 Aero-Otitis, Barotrauma. Bei *rascher Erhöhung des Außendruckes*, z. B. beim Absteigen mit dem Flugzeug oder beim Tauchen, muß der Luftdruck im Mittelohr durch aktive Öffnungen der Tube dem Umgebungsdruck angeglichen werden. Versagt der Öffnungsmechanismus der Tube, so entsteht im Mittelohr ein relativer *Unterdruck*, der auf die Blutgefäße der Paukenhöhle wie ein Schröpfkopf wirkt. Das Trommelfell wird maximal eingezogen, dann tritt Gewebsflüssigkeit oder Blut aus den Gefäßen in die Paukenhöhle. Das geht mit heftigen Schmerzen, einem Völlegefühl im Ohr und einer Schwerhörigkeit einher.

Diagnose: Anamnestisch Ausbildung der Beschwerden im Zusammenhang mit der *äußeren Druckänderung*. Trommelfell stark gerötet, Einzelheiten oft nicht mehr zu erkennen. Die ursprüngliche Einziehung des Trommelfelles ist im fortgeschrittenen Stadium mit Transsudation nicht mehr deutlich. Befund einseitig oder beidseitig.

Schalleitungsschwerhörigkeit: Stimmgabelprüfung wie bei akuter Mittelohrentzündung.

Therapie: Vorsichtige *Belüftung des Mittelohres* durch Valsalva'schen oder Politzer-Versuch (s. S. 129). Analgetika. Die Beschwerden klingen im allgemeinen in einigen Tagen ab, Komplikationen (Sekundärinfektion) sind selten, besondere vorbeugende Maßnahmen daher nicht erforderlich.

7.2 Schmerzen im Bereich der Nase und Nasennebenhöhlen

Bei diesen sehr häufig betroffenen Schmerzregionen ist in erster Linie an eine lokale entzündliche Erkrankung zu denken. Läßt sie sich ausschließen, sind differentialdiagnostisch alle anderen Möglichkeiten von Kopfschmerzen in Erwägung zu ziehen:
- *Zahnschmerzen*
- *Trigeminusneuralgie*
- *Augenkrankheiten*
- *Migräne*
- *Hypertonie*
- *Hypotonie*
- *Fieberhafter Infekt*
- *Praeurämie*

- *Intoxikation*
- *Meningitis*
- *Subdurales Hämatom*

7.2.1 Nasenfurunkel. Nekrotisierende Entzündung der *Haarbälge* der Vibrissae durch Staphylokokkeninfekt. Bei größerer Ausdehnung droht *Thrombophlebitis der Vena angularis* mit Fortschreiten über die Vena ophthalmica zum Sinus cavernosus (Abb. 52).

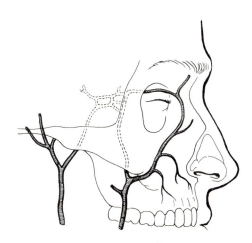

Abb. 52. Verlauf der Vena angularis

Diagnose: Schwellung und Rötung der Nasenspitze, meist mit deutlicher Betonung einer Seite, evtl. teigiges Ödem der Umgebung, Wange, der seitlichen Nasenwand, Augenlider. Sehr heftiger Schmerz spontan und bei Berührung. Druckschmerz im *medialen Augenwinkel* spricht für Thrombophlebitis der Vena angularis. Rhinoskopisch Rötung und Vorwölbung der Haut im Nasenvorhof, nach spontaner Eröffnung des Furunkels Eiter.

Therapie: Antibiotika gegen Staphylokokken, (z.B. Stapenor), Nasensalbe, zur Erweichung der Haut und raschen Demarkierung des Nekrosepfropfes. Analgetika. Wärme als Bestrahlung oder Umschlag. Bei Begleitoedem oder Angularisdruckschmerz stationäre Einweisung in Fachklinik, dort eventuell Unterbindung der V. angularis, keine Wärmebehandlung!

7.2.2 Septumabszeß. Durch ein Trauma entsteht leicht ein Hämatom zwischen den Schleimhautblättern des Septums und dem Knorpel (s. S. 28). Das kann besonders bei Kindern zunächst unbemerkt bleiben. Das Hämatom infiziert sich später, so daß ein Abszess entsteht. Dieser führt zur Nekrose des Septumknorpels und damit zu einer erheblichen *Deformierung des Nasengerüstes.* Außerdem besteht die Gefahr einer *Meningitis.*

Diagnose: Anamnestisch vor einigen Tagen Nasentrauma, danach Behinderung der Nasenatmung, dann Fieber, Schmerzen in der Nase, völlige Verlegung der Nasenatmung.

Befund: Septumschleimhaut beiderseits prall vorgewölbt, so daß das Nasenlumen ausgefüllt sein kann. Bei Berührung schmerzhaft. Evtl. Rötung und Schwellung des Nasenrückens.

Therapie: *Incision* des Abszesses nach Oberflächenanaesthesie durch Einlegen eines Wattebausches mit 1% Pantocain-Lösung. Ablassen des Eiters, evtl. Entfernen von Knorpelsequestern. Einlegen einer Gummilasche, lockere Streifentamponade der Nase, um die Schleimhautblätter zusammenzudrücken. Antibiotische Therapie mit breitem Spektrum (Ampicillin oder Tetracyclin). Bei größeren Knorpelnekrosen unbedingt Einweisung in Fachklinik, da frühzeitig Knorpel implantiert werden muß, um eine Deformierung der Nase zu vermeiden.

7.2.3 Akute Kieferhöhlenentzündung: Meist bei Rhinitis durch *Aszension* pathogener Keime über den Ausführungsgang. Oft sind beide Kieferhöhlen und die Siebbeinzellen betroffen. Bei streng einseitigen Beschwerden und Fehlen der Rhinitis ist an eine *dentogene* Ursache zu denken. Leitsymptom der Kieferhöhlenentzündung ist der Schmerz, der meist im Oberkiefer empfunden wird, aber auch in der Stirn oder ganz diffus lokalisiert sein kann. Die Kieferhölenentzündung neigt zum Übergang in ein *chronisches Stadium,* ernste *lokale Komplikationen* sind dagegen sehr selten.

Diagnose: Anamnestisch Rhinitis oder fieberhafter Infekt, dumpfer Kopf, Kopfschmerzen, eitriger Schnupfen, behinderte Nasenatmung. Druckschmerz über der facialen Wand der betroffenen Kieferhöhle und dem Nervus infraorbitalis. Rötung und Schwellung der Nasenschleimhaut, Eiteransammlung besonders im mittleren Nasengang (zwischen unterer und mittlerer Nasenmuschel) und an der Rachenhinterwand.

Diaphanoskopie (Lichtquelle, z.B. kleine Taschenlampe in den Mund nehmen lassen, Zahnprothese vorher herausnehmen lassen, Beobachtung im Dunkeln): Eine Kieferhöhle mit normalem Luftgehalt leuchtet durch die Wangenweichteile auf, eine mit Eiter gefüllte Kieferhöhle bleibt dunkel. Verwertbar ist nur die Seitendifferenz.

Röntgenaufnahme, am besten occipito-dental: Verschleierung, Randverschattung, Spiegelbild oder homogene Verschattung der Kieferhöhle.

Therapie: Im akuten Stadium abschwellende Nasentropfen (Privin, Otriven, Nasivin), Kamillendampfbad, Antibiotikum (Penicillin, Ampicillin oder Tetracyclin), Analgetika.

Der Abfluß des Sekretes aus der Kieferhöhle kann gezielt verbessert werden durch eine sogenannte *hohe Einlage:* Kleiner Wattebausch oder Wattetriller, mit Suprarenin getränkt, unter die mittlere Muschel gelegt, 5 Minuten einwirken lassen, herausnehmen, dann Lagerung auf die gesunde Seite, um Sekretabfluß zu erleichtern. Eine *Kieferhöhlenspülung* sollte dem HNO-Facharzt überlassen bleiben.

7.2.4 Akute Stirnhöhlenentzündung. Sie ist seltener als die Kieferhöhlenentzündung, macht aber heftigere Beschwerden und führt leicht zu schwerwiegenden *Komplikationen* (s. weiter unten). Sie entsteht immer durch *Aszension* der Keime von der Nasenhaupthöhle, mit Ausnahme der traumatischen Sinusitis nach frontobasaler Fraktur mit und ohne Fremdkörpereinsprengung (s. S. 31). Meist ist nur eine Stirnhöhle betroffen. Die *Siebbeinzellen* sind immer mitbeteiligt. Bei kleinen Kindern sind die Stirnhöhlen noch nicht angelegt, so daß sich die Sinusitis vorwiegend im Siebbein abspielt. Die Stirnhöhlen sind oft auf beiden Seiten verschieden ausgebildet, nicht selten besteht auch eine einseitige *Aplasie,* die röntgenologisch leicht als Verschattung fehlgedeutet wird.

Diagnose: Anamnestisch Rhinitis oder fieberhafter Infekt, eitriger Schnupfen, sehr heftige Kopfschmerzen, vorwiegend in der Stirnregion, seitenbetont. Druckschmerz am deutlichsten am *Stirnhöhlenboden,* d.h. im medialen Drittel des Orbitadaches und Klopfschmerz über der Stirnhöhlenvorderwand (Abb. 53). Hierbei deutliche Seitendifferenz, da meist nur eine Stirnhöhle betroffen. Rhinosko-

pisch Schwellung und Rötung der Nasenschleimhaut, Eiterstraße im mittleren Nasengang, zwischen unterer und mittlerer Nasenmuschel, evtl. Eiterstraße an der Rachenhinterwand.
Drohende Komplikationen siehe weiter unten.

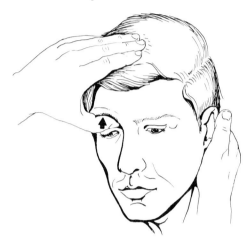

Abb. 53. Druckschmerz am Stirnhöhlenboden bei Sinusitis frontalis

Die Diaphanoskopie der Stirnhöhlen erfordert spezielle, in den medialen Augenwinkel einzusetzende Lichtquellen, sie ist zudem wegen der individuellen Seitendifferenzen der Stirnhöhlen in ihrer Aussage wenig zuverlässig.
Röntgenologisch am besten Darstellung im occipitodentalen und occipito-frontalen Strahlengang, evtl. auch in der überkippten axialen Aufnahme nach Welin. Die Beurteilung kann schwierig sein. Verschiedene Tiefe der Stirnhöhlen oder eine Aplasie können eine Schleimhautschwellung oder Eiteransammlung vortäuschen, andererseits schließt eine scheinbar normale Röntgenaufnahme eine Sinusitis frontalis nicht immer sicher aus. Beweisend ist dagegen eine Spiegelbildung.
Therapie: Der *Neigung zu Komplikationen* muß Rechnung getragen werden: Von Anfang an hochdosierte antibiotische Therapie (Tetracyclin), abschwellende Maßnahmen durch Nasenspray (Otriven, Nasivin) und *hohe Einlagen* (Wattebausch oder Wattetriller, mit Suprarenin getränkt, zwischen mittlerer und unterer Muschel, d. h.

an die Öffnung des Stirnhöhlenausführungsganges bringen, und mehrere Minuten einwirken lassen), Kamillendampfbäder, Analgetika.
Sorgfältige tägliche Befundkontrolle. Bei Verschlechterung oder drohender Komplikation sofort Einweisung in HNO-Klinik.

7.2.5 Komplikationen der akuten Nasennebenhöhlenentzündung.
Entzündungen der Nasennebenhöhlen können in die Umgebung einbrechen und typische Komplikationen verursachen. Das ist selten bei der Kieferhöhlenentzündung, häufig bei der Sinusitis frontalis und ethmoidalis:

- *Durchbruch in die Orbita* über den Boden der Stirnhöhle oder die Lamina papyracea, Orbitalphlegmone mit Lidoedem, Chemosis, Protrusio bulbi.
- *Durchbruch durch die Stirnhöhlenhinterwand,* Meningitis, evtl. später Stirnhirnabszeß.
- *Einbruch in die Spalträume zwischen Tabula externa und interna* der flachen Schädelknochen, Stirnbeinosteomyelitis.

Alle diese Zustände sind akut lebensbedrohend. In der Notfallsituation muß der Zustand insoweit richtig eingeschätzt werden, daß für sofortige fachärztliche (operative) Behandlung gesorgt und keine Zeit mit fragwürdigen konservativen Maßnahmen verloren wird.

Diagnose: Anfängliche typische Beschwerden wie bei der akuten Stirnhöhlenentzündung, dann *Schwellung des Augenlides,* meist am Oberlid und medial beginnend, *Protrusio bulbi, Bewegungseinschränkung* des Auges, *Doppelbilder,* sofern die Lidspalte noch geöffnet werden kann.

Bei Einbruch in die vordere Schädelgrube *Meningismus.*
Bei Osteomyelitis *teigige Schwellung* über dem Stirnbein, septische Temperaturen.

Therapie: Sofortige dringende Einweisung in HNO-Fachklinik. Als Überbrückungsmaßnahme hochdosierte breitbandige antibiotische Therapie (z.B. Ampicillin und Cloxacillin), abschwellende Nasentropfen, hohe Einlagen, Eisblase. Keine Wärmebehandlung!

7.3 Schmerzen und Entzündungen im Bereich des Mundes, der Speicheldrüsen und der Halslymphknoten

Entzündlich Prozeße im Rachen (Tonsillitis, Peritonsillitis, Peritonsillarabszess, Epiglottitis usw.) gehen zwar mit heftigen Schmerzen einher; im Vordergrund steht aber die Behinderung des *Schluckaktes*. Sie werden deswegen in Zusammenhang mit den Schluckstörungen abgehandelt (s. S. 114). *Zahnschmerzen* werden vom Erkrankten meist richtig als solche erkannt und gehören nicht in den Rahmen dieses Buches.

7.3.1 Lippenfurunkel. Nekrotisierende Entzündung der Haarbälge isoliert oder konfluierend durch Infektion mit Staphylococcus aureus. Bei Sitz an der Oberlippe droht eine *Thrombophlebitis der Vena angularis* mit Fortleitung der Infektion zum Sinus cavernosus (s. Abb. S. 2, S. 103).
Diagnose: Starke Schwellung und Rötung der betroffenen Lippenregion, evtl. Nekrose mit beginnendem Eiterdurchbruch auf dem Höhepunkt der Schwellung. Sehr druckschmerzhaft. Differentialdiagnostisch ist Zahnwurzelerkrankung auszuschließen. Palpation des Alveolarfortsatzes vom Mundvorhof aus. Auf Weichteilschwellung und Druckschmerz im *medialen Augenwinkel* (Vena angularis) achten!
Therapie: Antibiotikum mit Wirkungsspektrum gegen Staphylokokken (z.B. Stapenor), Praezipitat-Salbe oder andere Salbe zum Erweichen der Haut und Erleichterung einer spontanen Eröffnung nach außen. Wärme in Form von Aufschlägen, um die Einschmelzung zu beschleunigen.
Bei drohender Thrombophlebitis der Vena angularis keine Wärme! Einweisung in HNO-Klinik, dort evtl. Unterbindung der Vena angularis.

7.3.2 Lippenoedem. Als Folge einer *Allergie* auf Nahrungsmittel oder nach einem *Insektenstich* kann ein isoliertes Oedem der Lippen, aber auch eine allgemeine Reaktion im Sinne eines *Quincke-Oedems* auftreten und bedrohliche Ausmaße annehmen. Akute Lebensgefahr besteht bei gleichzeitiger Beteiligung des Rachens und Kehlkopfes (Epiglottitis und Glottisoedem s. S. 66).

Diagnose: Anamnestisch Zusammenhang mit Genuß bestimmter Nahrungsmittel oder Insektenstich. Oedematöse Schwellung der Lippe, Spannungsgefühl aber kein Druckschmerz. Oedem im Rachen (Uvula) und Larynx (Epiglottis, aryepiglottische Falten) ausschließen!
Therapie: Decortin 50 mg i.v., Calcium i.v., evtl. zusätzlich Antihistaminikum.

7.3.3 Stomatitis. Es gibt eine mehr *ulzeröse Form*, die von Bakterien (fusiforme Stäbchen und Spirillen) unterhalten wird, und eine rein *aphthöse Form*, die wahrscheinlich auf einem Virusinfekt beruht. Ein eigenes Krankheitsbild ist der *Soor* der Mundschleimhaut (Candida albicans), der besonders bei Resistenzschwäche, Agranulozytose und intensiver antibiotischer Behandlung vorkommt.
Diagnose: Anamnestisch akut aufgetretene heftige Schmerzen im Mund, Speichelfluß. An der Mundschleimhaut *Bläschen*, scharf begrenzte *Erosionen* und flache *Ulcera*, mit Fibrin belegt. Bei Pilzbefall (Soor) Rötung der Schleimhaut, weiße, z. T. *konfluierende Auflagerungen*, die sich abwischen lassen. Nachweis durch Abstrich und mikroskopische Untersuchung. Blutbildkontrolle!
Therapie: Bei bakteriell oder viral bedingter Stomatitis Betupfen der Ulzerationen und Erosionen mit 10%iger Silbernitratlösung oder 5%iger Chromsäurelösung oder Farbstoffen (Pyoctanin, Gentiana-Violett).
Bei Soor Spülungen und Pinseln mit Moronal.

7.3.4 Parotitis. Die akute Entzündung der Ohrspeicheldrüse kommt in 2 Formen vor:
1. *Virusinfektion* (Parotitis epidemica, Mumps), überwiegend bei Kindern; Komplikationen: Orchitis, Enzephalitis, Innenohrschwerhörigkeit.
2. *Bakteriell eitrige Entzündung* bei allgemeiner Resistenzschwäche und Störung der Speichelsekretion, besonders postoperativ nach Laparotomien.

Diagnose: Anamnestisch bei Mumps Kontakt mit Erkranktem, Inkubationszeit 17–21 Tage; bei bakterieller Parotitis Operation vorausgegangen oder allgemeine Resistenzschwäche. .
Schmerzhafte Schwellung einer oder beider Parotiden, evtl. Kiefer-

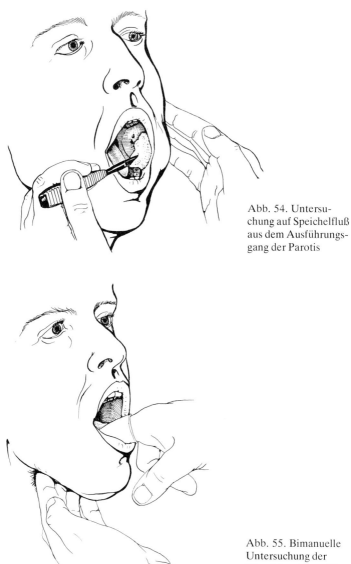

Abb. 54. Untersuchung auf Speichelfluß aus dem Ausführungsgang der Parotis

Abb. 55. Bimanuelle Untersuchung der Glandula submandibularis bei Verdacht auf Speichelstein

klemme, Trockenheit im Mund. *Ausführungsgang der Drüse* (in der Wangenschleimhaut gegenüber dem 2. oberen Molaren) gerötet und geschwollen. Bei Parotitis epidemica meist wenig klarer Speichel, bei bakterieller Entzündung anfangs wenig trüber Speichel, später rahmiger Eiter. Um den *Speichelaustritt* nachzuweisen, am besten bei geöffnetem Mund mit einem Spatel die Wange von der Zahnreihe abheben, die Schleimhaut mit einem Mulltupfer abtrocknen, dann massierender Druck auf die Parotis in Richtung des Ausführungsganges (Abb. 54).

Therapie: Bei eitriger Entzündung Antibiotikum (Tetracylin, Ampicillin), zur Anregung des Speichelflusses Zitronenscheiben lutschen lassen, Kaugummi. Bei Verdacht auf Einschmelzung Einweisung in Fachklinik zur Inzision.

Bei Parotitis epidemica ist eine wirksame kausale Therapie nicht bekannt. Symptomatische Maßnahmen mit feuchten Umschlägen, antibiotische Prophylaxe gegen bakterielle Superinfektion. Bei Verdacht auf *Komplikation* (Enzephalitis, Orchitis, Innenohrschwerhörigkeit) Einweisung in Fachklinik.

7.3.5 Speichelstein. Konkrementbildungen kommen überwiegend im Ausführungsgang der *Glandula submandibularis* vor, sehr selten im Ausführungsgang der Parotis. Durch Behinderung des Sekretabflusses tritt *beim Essen eine schmerzhafte Schwellung* der Drüse ein. Die Beschwerden klingen nach dem Essen wieder ab. Durch Infektion des gestauten Speichels kann sich eine eitrige abszedierende Entzündung mit *Mundbodenphlegmone* ausbilden.

Diagnose: Anamnestisch typischer zeitlicher Zusammenhang mit der *Nahrungsaufnahme.*

Befund: Derbe, mehr oder weniger druckempfindliche Schwellung einer Glandula submandibularis (Abb. 55). Bei *bimanueller Palpation* ist evtl. ein Konkrement zu tasten. Schwellung und Rötung des Ausführungsganges an der Plica sublingualis besonders bei bakterieller Superinfektion.

Bei völliger Verlegung des Ausführungsganges läßt sich auf Druck kein Sekret gewinnen, bei teilweiser Verlegung eitrig trübes Sekret. Zum Nachweis des Sekretes Zungenspitze mit Mundspatel hochhalten, Speichelsee unter der Zunge mit Mulltupfer austrocknen, dann leicht massierender Druck auf die Glandula submandibularis. Ein

Speichelstein läßt sich evtl. auch durch eine feine *Sonde* im Ausführungsgang tasten (technisch für den Ungeübten schwierig) oder *röntgenologisch* darstellen (enorale Aufnahme oder schräge Mundbodenaufnahme).

Therapie: Die Therapie ist chirurgisch und besteht in einer *Schlitzung des Ausführungsganges* enoral, wenn das Konkrement nahe an der Caruncula liegt. Bei tieferliegendem Konkrement und chronisch entzündlicher Veränderung der Drüse ist die *Exstirpation* der Drüse indiziert.

In der Notfallsituation meist nur konservative Behandlung mit Antibiotikum (Tetracyclin) und Atropin zur Hemmung der Speichelsekretion möglich. Bei kleinem, vorn liegenden Konkrement kann versucht werden, es durch bimanuelle Massage herauszubefördern, evtl. unterstützt durch Sondierung des Ausführungsganges.

7.3.6 Lymphadenitis colli. Akute Entzündungen der Halslymphknoten treten in Begleitung aller Entzündungen im Bereich des Mundes des Rachens, des Nasenrachens und des Hypopharynx auf. Der primäre Krankheitsherd kann manchmal unscheinbar sein, so daß die Entzündung der Halslymphknoten und des Mundbodens klinisch im Vordergrund steht. Zu fahnden ist immer nach Erkrankungen

- *der Zähne*
- *der Speicheldrüsen*
- *des Zungengrundes*
- *der Tonsillen*
- *der Rachenmandel (Angina retronasalis)*

Bei Lymphknotenschwellungen ist immer auch an *Metastasen* maligner Tumoren dieser Regionen oder eine maligne *Systemerkrankung* zu denken, doch treten diese kaum akut auf, so daß sie in der Notfallsituation keine große Rolle spielen. Eine *laterale Halscyste* kann dagegen recht akut durch Anschwellung klinisch in Erscheinung treten. Sie ist immer einseitig, prall-elastisch, nicht druckschmerzhaft.

Diagnose: Die Lymphknotenschwellung am Hals ist palpatorisch gegen die Speicheldrüsen (Parotis, Submandibularis) abzugrenzen. Untersuchung der übrigen möglichen Eintrittspforten (s. oben!). Untersuchung auf *Fluktuation*.

Therapie: Eine echte Notfallsituation ergibt sich nur, wenn der

primäre Krankheitsprozeß bedrohlich werden kann, wie bei dem Peritonsillarabszeß, der Zungengrundangina usw. (s. S. 59).
Bei *unspezifischer Lymphadenitis* (Ursache nicht zu ermitteln) antibiotische Therapie (Ampicillin, Tetracyclin), feuchte Umschläge. Bei Verdacht auf Fluktuation Überweisung in Fachklinik zur Inzision.

8. Schluckstörungen

Hier sollen nur die Schluckstörungen berücksichtigt werden, die *akut* in Erscheinung treten. Es darf jedoch nicht außer acht gelassen werden, daß manche Krankheitsprozesse sich durchaus *chronisch* entwickeln und lange Zeit keine oder nur minimale Beschwerden verursachen, bis ein zusätzlicher geringer Anlaß, z. B. ein größerer Bissen, zur akuten Behinderung und damit zur Notfallsituation führt. Das ist z. B. typisch bei einer Oesophagusstenose (s. S. 52).

Einige der Krankheiten, die mit Schluckstörungen einhergehen, können auch zu Atemnot führen. Sie sind deswegen auch dort abgehandelt (s. S. 53).

Ursachen für akut aufgetretene Schluckstörungen:

- *Entzündungen, vornehmlich des lymphatischen Rachenringes*
  Angina tonsillaris
  Seitenstrangangina
  Peritonsillarabszeß
  Zungengrundangina
  Retropharyngealabszeß
  Epiglottitis

- *Neurologische oder systemische Erkrankungen*
  Tetanus
  Myasthenia gravis
  Bulbäre Prozesse (Wallenberg-Syndrom)

- *Fremdkörper* (s. S. 45)
  Im Rachen (Typ Fischgräte)

Im Hypopharynx (Typ Lorbeerblatt)
In der 1. Oesophagusenge (Typ Geldmünze)
In tieferen Oesophagusabschnitten

● *Rein funktionelle Störungen*
Globus nervosus

Entzündungen sind immer schmerzhaft und meist mit allgemeinem Krankheitsgefühl und Fieber verbunden, sie entwickeln sich innerhalb einiger Stunden bis Tage. *Neurologische* oder *systemische* Erkrankungen sind an den Begleiterscheinungen zu erkennen, unter denen die Schluckstörung allerdings in bestimmten Phasen ganz im Vordergrund stehen kann. *Fremdkörper* werden von Erwachsenen und größeren Kindern immer richtig selbst diagnostiziert. Wichtige Ausnahmen bilden kleine Kinder und Debile, so daß bei ihnen immer an einen nicht erkannten Fremdkörper gedacht werden muß. Rein *funktionelle* Schluckstörungen sind außerordentlich häufig, jedoch nur in Ausnahmefällen so schwerwiegend, daß sie den Notfallarzt beschäftigen.

8.1 Angina tonsillaris

Häufigste Ursache der akut auftretenden Schluckschmerzen. Meist Infektion mit β-hämolysierenden Streptokokken. Fieber, allgemeines Krankheitsgefühl, Schluckschmerzen mit Ausstrahlung in beide Ohren, druckschmerzhafte Lymphknoten am Kieferwinkel. Die Tonsillen sind geschwollen und gerötet, mit Stippchen oder konfluierenden Belägen bedeckt.
Spezielle Formen sind die *Monozyten-Angina* (Pfeiffer'sches Drüsenfieber), die *Angina agranulocytotica* und die *Diphtherie.* Sehr selten sind auch eine Lues II, Gonorrhoe und Tuberkulose.
Nur eine Tonsille ist betroffen bei der *Angina Plaut-Vincenti* (Infektion mit Fusobacterium Plaut-Vincenti und Borrelia Vincenti). Es besteht ein kraterförmiger Defekt in der Substanz der Tonsille mit schmierig belegtem Grund.
Diagnose: Die Veränderungen der Tonsillen sind bei der Inspektion leicht zu erkennen. An *Pfeiffer'sches Drüsenfieber* ist zu denken bei

besonders stark ausgeprägter Lymphknotenschwellung am Hals und stärkeren Fibrinbelägen auf den Tonsillen. Sicherung der Diagnose durch Blutbild (Monozytose) und Komplementbindungsreaktion nach Paul-Bunnell. Schmierig-schwärzliche Beläge der Tonsillen, Soor der Mundschleimhaut, geringe Lymphknotenschwellung und schweres allgemeines Krankheitsbild sind verdächtig auf eine *Agranulozytose* (Blutbild!).

Die *Angina Plaut Vincenti* mit dem Ulcus auf einer Tonsille und der regionären Lymphknotenschwellung ist sehr typisch, kann aber mit einem *Carcinom* verwechselt werden. Sicherung der Diagnose durch Abstrich, evtl. Probeexcision.

Therapie: Bei der einfachen *Angina tonsillaris* Penicillin per os oder i. m., zum Gurgeln adstringierende Mittel (Mallebrin) evtl. auch bakteriostatisch wirkende (z. B. Hexoral). Die *Monozytenangina* und selbstverständlich die *Agranulozytose* bedürfen stationärer Behandlung. Bei der *Angina Plaut-Vincenti* Touchierung des Ulcus mit 5%iger Chromsäure.

8.2 Seitenstrangangina

Es handelt sich um eine *Pharyngitis* durch einen Virusinfekt. Die Manifestation an den Seitensträngen findet sich besonders bei Zustand nach Tonsillektomie. Die Lymphfollikel der seitlichen Rachenwände sind verdickt und gerötet, es bestehen heftige, in die Ohren strahlende Schmerzen beim Schlucken und oft ein kratzendes Fremdkörpergefühl, meist nur mäßiges Fieber, im allgemeinen keine wesentliche Lymphknotenschwellung.

Diagnose: Ausschluß anderer Ursachen der Schluckstörung (Fremdkörper, Zungengrundtonsillitis, Epiglottitis). Die geröteten und geschwollenen Seitenstränge sind beim Herunterdrücken der Zunge meist deutlich zu erkennen.

Therapie: Überwiegend symptomatisch, Gurgeln mit adstringierenden (Mallebrin) oder bakteriostatisch wirksamen Mitteln (Hexoral), Analgetika.

8.3 Peritonsillarabszeß

Als lokale Komplikation einer akuten Tonsillitis bildet sich häufig eine Peritonsillitis. Sie ist praktisch immer *einseitig* und macht sich, nachdem die Angina schon abgeklungen schien, durch erneuten Fieberanstieg und heftige Schluckschmerzen (einseitig!) bemerkbar. Rötung und Vorwölbung der peritonsillären Region, Verdrängung der Uvula zur anderen Seite. Innerhalb von 2–3 Tagen kommt es meist zu einer Abszedierung. Die lokale Schwellung nimmt zu, es tritt eine *Kieferklemme* auf, evtl. auch *Atemnot* (s. S. 59). Die Sprache ist kloßig. Die regionären Halslymphknoten am Kieferwinkel sind immer stark vergrößert und druckschmerzhaft. Unbehandelt entwickelt sich leicht eine Sepsis.

Diagnose: Die Vorgeschichte mit einer vorausgegangenen oft nur leichten Angina und dem erneuten Auftreten einseitiger Schluckbeschwerden ist immer typisch. Die Untersuchung mit dem Mundspatel zeigt die Vorwölbung und Rötung der peritonsillären Region. Bei einer Kieferklemme ist die Untersuchung sehr erschwert. *Differentialdiagnostisch* ist bei Kieferklemme auch zu denken an Dentitio difficilis eines Weisheitszahnes und Tetanus.

Therapie: Eine reine konservative Behandlung mit Antibiotika (Penicillin) ist nur im Stadium der *Peritonsillitis* indiziert, wenn mit Sicherheit noch keine Abszedierung erfolgt ist. Nehmen die Symptome trotz antibiotischer Therapie in 1–2 Tagen zu oder sind sie von vornherein auf eine Abszedierung verdächtig (starke Vorwölbung, Kieferklemme), darf mit einer Inzision nicht gewartet werden.

8.3.1 Technik der Inzision. Der Eingriff wird im *Sitzen* ausgeführt. Der Patient erhält einen Schutz für die Kleidung umgehängt und eine Nierenschale in die Hand. *Gute Beleuchtung* mit dem Stirnreflektor ist unbedingte Voraussetzung.

Lokalanaesthesie durch Injektion von ca. 5 ml 0,5%iger Xylocain-Lösung mit Epinephrin in die Schleimhaut der peritonsillären Region (Abb. 56a).

Dann mit einem spitzen beiderseits angeschliffenen Skalpell einen nahezu senkrechten Schnitt auf dem *Höhepunkt der Vorwölbung* ausführen (Abb. 56b). Nicht in die Mandel schneiden, eher etwas weiter lateral! Nicht quer schneiden, weil dann die Gefahr einer Gefäßverletzung größer ist!

Der Schnitt sollte nur etwa 1 cm tief geführt werden, sonst u. U. Gefährdung der Carotis interna.

Nach dem Schnitt mit den geschlossenen Branchen einer *Kornzange* in die Wunde eingehen und, falls der Abszeß noch nicht durch den Schnitt eröffnet ist, *stumpf* zwischen den Muskelfasern in sagittaler Richtung, evtl. auch nach caudal vordringen (Abb. 56c). Man muß sich hierbei von dem Weg des geringsten Widerstandes leiten lassen, der zum Abszeß führt. Ist der Abszeß eröffnet, entleert sich meist reichlich foetider, rahmiger Eiter.

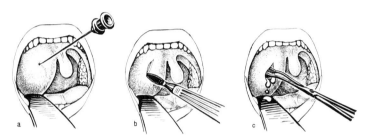

Abb. 56a–c. Inzision eines Peritonsillarabzesses. a Lokalanaesthesie, evtl. Probepunktion, b Schnittführung, c Nachspreizen mit einer Kornzange

Kornzange in der Abszeßhöhle aufspreizen und im gespreizten Zustand zurückziehen. Damit wird ein breiter Abfluß geschaffen. Anschließend Mund spülen lassen mit Wasser oder Wasserstoffsuperoxyd 1%.

Vor der Inzision kann man mit einer dicken Kanüle eine *Probepunktion* vornehmen, um den Abszeß aufzuspüren. Hat man Eiter aspiriert, kann man die Inzision danach ausrichten. Es empfiehlt sich aber nicht, die Inzision neben der noch liegenden Nadel vorzunehmen, da das bei der Enge der Verhältnisse Schwierigkeiten macht. Wird bei der Punktion kein Eiter gewonnen, so sollte bei dringendem Verdacht auf Abszeß trotzdem eine Inzision in typischer Weise ausgeführt werden. Selbst wenn auch hierbei der Abszeß nicht gefunden wird, ist die Inzision doch meist von guter Wirkung auf den Heilverlauf. Oft kann dann am nächsten Tag der Abszeß, der sich inzwischen in Richtung auf die Inzision ausgebreitet hat, mühelos stumpf eröffnet werden.

Trotz der Anaesthesie ist der Eingriff sehr *schmerzhaft*. Man muß den Patienten darauf vorbereiten und sich auf seine evtl. Abwehrreaktionen einstellen. Eine leichte *Kreislaufschwäche* mit Kollapsneigung tritt bei dem Eingriff nicht selten auf. Also Möglichkeit vorsehen, den Patienten sofort hinlegen zu können. Der Eingriff sollte nur im Ausnahmefall in halb liegender Position ausgeführt werden, da immer die Gefahr der Aspiration besteht. Die *Blutung* nach der Inzision ist bei richtigem Vorgehen minimal und kommt von selbst zum Stehen.

In der *Nachbehandlung* muß die Inzisionswunde jeden Tag von neuem mit der Kornzange eröffnet werden, da sie rasch verklebt und sich wieder Eiter ansammelt. Das kann ohne Anaesthesie ausgeführt werden. Es muß so oft wiederholt werden (in der Regel 3–4 mal), bis sich kein Sekret mehr entleert und das Krankheitsbild insgesamt abgeklungen ist.

Antibiotische Therapie (Penicillin), Bettruhe und Eiskrawatte sind zu empfehlen. Tritt nicht alsbald nach der Inzision Fieberfreiheit auf, oder stellen sich gar Schüttelfröste ein, ist die dringende stationäre Einweisung wegen Verdacht auf *Mandelsepsis* erforderlich. Es muß dann evtl. eine *Abszeßtonsillektomie* durchgeführt werden. Wegen drohender Atemnot s. S. 59.

8.4 Zungengrundangina

Eine Sonderform der Infektion des lymphatischen Rachenringes. Das Kranheitsbild verursacht heftigste stechende Schluckschmerzen mit Ausstrahlungen in die Ohren, zudem oft ein kratzendes Fremdkörpergefühl, so daß die Patienten evtl. einen Fremdkörper vermuten. Die Zungengrundangina neigt zur *Abszedierung* und zum Übergreifen auf die Epiglottis, wodurch dann Atemnot hervorgerufen werden kann (s. S. 60).

Diagnose: Die Inspektion mit dem Mundspatel zeigt nur eine leichte diffuse Rötung der Schleimhaut. Die Mandeln können unauffällig erscheinen. Bei Druck mit der Spatelspitze auf den Zungengrund heftiger Schmerz. Laryngoskopisch sieht man die Rötung und Schwellung der Zungengrundtonsille.

Auf *Oedem der Epiglottis* achten!

Therapie: Antibiotikum (Tetracyclin), Calcium i. v., Eiskrawatte, Analgetika.

8.5 Retropharyngealabszess

Nur bei Kleinkindern, abszedierende Entzündungen der praevertebralen Lymphknoten, ausgehend von einer *Angina retronasalis*. Die Kinder haben Fieber und verweigern die Nahrung. Relativ rasch tritt Atembehinderung auf, so daß die Diagnose meist erst in diesem Stadium gestellt wird (s. S. 61).

Diagnose: Die Vorwölbung der Rachenhinterwand ist bei der einfachen Inspektion mit dem Mundspatel nicht immer sicher zu erkennen, keinesfalls sicher auszuschließen. *Röntgenaufnahme des Halses von der Seite:* praevertebrale Weichteilschwellung (s. Abb. 27, S. 61).

Therapie: Dringende stationäre Einweisung in Fachklinik. Dort: Inzision in Intubationsnarkose am hängenden Kopf.

8.6 Epiglottitis

Eine Entzündung der Epiglottis kann durch *allergische Reaktionen* (Insektenstich) oder *bakterielle Infektion* der Umgebung (Zungengrundtonsille) ausgelöst werden. Zu Beginn nur Schluckschmerzen, bei stärkerer Ausprägung Atembehinderung (s. S. 66). Es kann zur Abszedierung kommen.

Diagnose: Die Diagnose ist im allgemeinen nur laryngoskopisch zu stellen, bei Kindern evtl. auch durch tiefes Herabdrücken des Zungengrundes mit dem Spatel. Man sieht die kolbenförmig aufgetriebene, stark gerötete Epiglottis.

Therapie: Antibiotikum (Tetracyclin), Calcium i. v., Decortin, Eiskrawatte. Sorgfältige Beobachtung, am besten stationär, wegen der Gefahr einer rasch sich entwickelnden Atemnot.

8.7 Tetanus

Der Tetanus wird im Anfangsstadium leicht verkannt. Die Wunde, durch die die Tetanusbazillen eingedrungen sind, ist oft unscheinbar und vom Patienten unbeachtet geblieben, so daß er selbst keinen Zusammenhang zwischen der Verletzung und den nach einigen Tagen bis Wochen auftretenden Symptomen sieht, infolgedessen auch ungefragt nichts darüber berichtet.

Im Anfang *Kieferklemme* und starke *schmerzhafte Schluckbeschwerden*. Durch Verkrampfung der mimischen Muskulatur typischer Gesichtsausdruck (*Risus sardonicus*) (Abb. 57). Die Sprache ist eigenartig kloßig und verlangsamt. Auch Flüssigkeiten können nur mühsam geschluckt werden. Später Übergang in generalisierte Krämpfe.

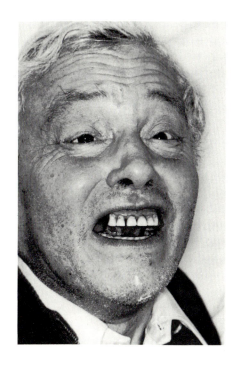

Abb. 57. Kieferklemme, Schluckstörungen, Risus sardonicus bei Tetanus

Der Vollständigkeit halber sei erwähnt, daß sich auch die *Lyssa* (Tollwut) im Anfangsstadium mit ähnlichen Schluckstörungen, jedoch ohne die Kieferklemme manifestiert.

Diagnose: Schmerzhafte Schluckstörungen, Kieferklemme, Risus sardonicus. Lokale entzündliche Reaktionen im Mund (Zähne!) und Rachen (Tonsillen!) ausschließen. Die Inspektion ist allerdings durch die Kieferklemme sehr erschwert. *Keine Lymphknotenreaktion.* Fragen und Fahnden nach länger zurückliegender *Verletzung!*

Therapie: Sofortige dringendste Einweisung in Chirurgische Klinik. Dort radikale *Wundausschneidung,* hohe Antitoxin-Gaben (10000–30000 IE i. v. und zusätzlich die gleiche Menge i. m.).

8.8 Myasthenia gravis

Die Erkrankung beginnt häufig im Kindesalter, kann aber auch in jedem späteren Lebensalter auftreten. Starke *Ermüdbarkeit,* die im Laufe des Tages zunimmt. *Essen und Schlucken* bereitet nach wenigen Bissen große Schwierigkeiten. Die *Sprache* ist artikulatorisch verwaschen, die Stimme kraftlos und heiser. Es besteht häufig eine *Ptosis,* so daß die Patienten versuchen, die Augen durch Runzeln der Stirn offenzuhalten.
Diagnose: Bei Beachtung der gesamten Symptome ist die Diagnose wenigstens verdachtsweise immer zu stellen. Alle lokalen Ursachen der Schluckstörungen müssen ausgeschlossen werden. Bei der Inspektion des Rachens sieht man, daß sich das *Gaumensegel* nur unvollkommen hebt (offenes Näseln!), bei der indirekten Laryngoskopie findet sich ein Speichelsee in den Sinus piriformes.
Therapie: Sofortige Einweisung in neurologische oder interne Klinik. Dort Behandlung mit Prostigmin. Myasthenie-Patienten mit bekannter Diagnose, die unter *Dauertherapie* stehen, haben einen Ausweis.

8.9 Bulbärparalyse

Unter diesem Begriff sollen hier die verschiedensten Krankheitsbilder zusammengefaßt werden, die auf *entzündlicher* (Enzephalitis, Poliomyelitis) oder *vaskulärer* Basis zu Ausfallerscheinungen im Gebiet der Hirnnervenkerne führen. Sie sind in diesem Zusammenhang nur von Interesse, sofern sie mit akuten Schluckstörungen beginnen und wegen dieser Symptomatik Notfallcharakter annehmen. Bezeichnend ist das Fehlen von lokalen entzündlichen Erkrankungen und Schmerzen. Im Vordergrund steht das *Verschlucken*, also die Aspiration von Speichel und Speisen in die Luftröhre, was zu ständigem Räuspern und Hustenanfällen reizt.

Diagnose: Sorgfältige Untersuchung der Motilität des *Gaumensegels* (N. glossopharyngicus, IX), der *Zunge* (N. hypoglossus, XII) und des *Kehlkopfes* (N. vagus, X). Evtl. fehlender Würgereflex. Die Lähmungen können einseitig sein und sind dann durch die Asymmetrie der Bewegung deutlich, oder sie sind beiderseitig und dann evtl. schwerer zu diagnostizieren. In den Sinus piriformes finden sich meist Speichelseen.

Therapie: Sofortige Überweisung in Neurologische Fachklinik zur weiteren diagnostischen Abklärung und Behandlung. Keine oralen Gaben, um eine Aspiration zu vermeiden!

8.10 Funktionelle Schluckstörungen, Globus nervosus

Es handelt sich um ein außerordentlich häufiges *psychosomatisches* Krankheitsbild, das jedoch nur selten ganz akut auftritt. Der Schluckakt, besonders beim Leerschlucken, der normalerweise unbewußt etwa 1mal/min. abläuft, wird ins Bewußtsein gehoben und dadurch gestört. Entweder empfinden die Patienten (meist Frauen) ihren Rachen als zu trocken, so daß sie meinen, nicht schlucken zu können, oder sie klagen über zu viel Speichel, der sie dauernd zum Schlucken zwingt. Das geht mit einem *Kloßgefühl* im Hals einher, gelegentlich auch mit *krampfartig ziehenden Schmerzen*. Durch Exploration läßt sich häufig eine Lebenssituation eruieren, die den Patienten seelisch belastet. Oft hat das Symptom geradzu den Symbolwert, „etwas nicht schlucken zu können".

Diagnose: Alle *organischen* Schluckstörungen müssen sorgfältig ausgeschlossen werden. Dazu gehört auch eine *Oesophagusbreipassage*. Typisch ist, daß die Beschwerden beim Essen nicht vorhanden sind, sondern nur beim *Leerschlucken*, während sie bei organischen Störungen beim Essen verstärkt sind.

Therapie: Aufklärung über die harmlose Natur der Beschwerden, psychische Führung, Sedierung (Valium).

9. Plötzliche Schwerhörigkeit

Einer Schwerhörigkeit können sehr verschiedene Krankheitszustände zugrunde liegen. Meist entwickelt sie sich langsam. Als Notfall beschäftigt sie den Arzt nur, wenn sie plötzlich auftritt. Der Patient ist dann mit Recht sehr beunruhigt und sucht den Arzt u. U. auch mitten in der Nacht auf. Meist ist nur ein Ohr betroffen. Der Patient hat das Gefühl, daß es „zugefallen" sei. Er kann oft nicht entscheiden, ob das Hörvermögen nur herabgesetzt oder völlig aufgehoben ist.

Differentialdiagnostisch kommen in Betracht:

Erkrankungen des äußeren und mittleren Ohres
    Ohrenschmalzpfropf
    akuter Tubenmittelohrkatarrh
    Barotrauma
    traumatische Trommelfell-Ruptur (s. S. 24)

Erkrankungen des Innenohres bzw. funktionelle Störungen
    Hörsturz
    Morbus Menière
    akutes Schalltrauma
    psychogene Schwerhörigkeit

9.1 Diagnostisches Vorgehen

Die **Vorgeschichte** ist meist typisch und muß genau erfragt werden. Unter welchen *äußeren Bedingungen* ist die Hörstörung eingetreten?

Beim Waschen Wasser ins Ohr bekommen: Cerumen.
Beim Abstieg mit dem Flugzeug oder der Seilbahn: Barotrauma.
Beim Tauchen oder Sprung ins Wasser: Cerumen, Barotrauma, Trommelfellperforation.
Nach starker Knall- oder Lärmeinwirkung: akutes Schalltrauma.
Nach starker Aufregung: psychogene Schwerhörigkeit.
Ohne erkennbaren Anlaß: Hörsturz.

Welche *Begleiterscheinungen* bestehen?
Schnupfen oder grippaler Infekt: Tubenmittelohrkatarrh.
Schwindel: Morbus Menière.

Sind *beide* Ohren oder nur *ein* Ohr betroffen?
Einseitige akute Schwerhörigkeit spricht für
Cerumen
traumatische Trommelfellperforation
Hörsturz
Morbus Menière

Doppelseitige akute Schwerhörigkeit spricht mehr für
Tubenmittelohrkatarrh
Barotrauma
akutes Schalltrauma
psychogene Schwerhörigkeit

Otoskopie

Typische Befunde bei
Cerumen
Tubenmittelohrkatarrh
Barotrauma
Trommelfell-Perforation

Völlig *normaler* otoskopischer Befund bei
Hörsturz
Morbus Menière
akutem Schalltrauma
psychogener Schwerhörigkeit

Hörprüfung mit Flüster- und Umgangssprache

Prüfwörter: viersilbige Zahlwörter (21–99).
Ein Normalhörender versteht leise Flüstersprache in ruhiger Umgebung auf mehr als 6 m.
Jedes Ohr einzeln prüfen. Zur Ausschaltung des nichtgeprüften Ohres genügt bei Flüstersprache, daß der Patient einen Finger fest in das Ohr steckt.
Bei Prüfung mit Umgangssprache am besten: Finger auf den Tragus drücken und schüttelnde Bewegungen ausführen. Das kann der Arzt selbst tun und gleichzeitig Hörweiten bis ca. 1 m Entfernung prüfen. Für größere Hörweiten ist eine Hilfsperson zur Vertäubung des Ohres nötig.

Stimmgabelprüfungen zur Unterscheidung einer *Schalleitungsstörung* (Krankheitsprozeß im äußeren oder mittleren Ohr) von einer *Schallempfindungsstörung* (Krankheitsprozeß im Innenohr).

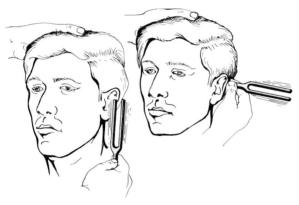

Abb. 58a und b. Stimmgabelversuch nach Rinne. a Prüfung der Luftleitung, b Prüfung der Knochenleitung

Rinne'scher Versuch: Stimmgabel anschlagen und abwechselnd dicht vor das Ohr halten, dann mit dem Fuß fest auf den Warzenfortsatz drücken, dabei mit der anderen Hand den Kopf halten, damit ein ausreichender Druck ausgeübt werden kann (Abb. 58). Ist der Ton vor dem Ohr (Luftleitung) lauter als hinter dem Ohr (Knochenleitung), spricht das für eine intakte Schalleitung (*Rinne positiv*). Die Hörstörung hat ihren Sitz im *Innenohr*. Ist der Ton auf dem Warzenfortsatz (Knochenleitung) lauter als vor dem Ohr (Luftleitung), spricht das für eine Schalleitungsstörung (*Rinne negativ*). Die Hörstörung hat ihren Sitz im *äußeren oder mittleren Ohr*.

Weber'scher Versuch: Stimmgabel anschlagen und mit dem Fuß fest auf den Scheitel setzen. Wird der Ton im ganzen Kopf (Kopfmitte) oder mehr im

rechten oder linken Ohr gehört? Der Versuch ist nur ergiebig bei einseitigen Hörstörungen (Abb. 59).
Der Ton wird ins gesunde Ohr lateralisiert: Schallempfindungsstörung, Innenohrerkrankung.
Der Ton wird ins kranke Ohr lateralisiert: Schalleitungsstörung, Mittelohrerkrankung.
Die Lateralisation ist bei Schalleitungsstörungen immer sehr sicher, bei Schallempfindungsstörungen weniger. Ein zweifelhafter Ausfall spricht also eher für eine Schallempfindungsstörung.

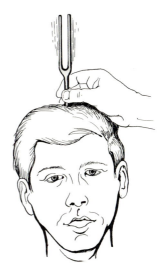

Abb. 59. Stimmgabelversuch nach Weber

9.2 Cerumen, Ohrenschmalzpfropf

Cerumen im Gehörgang bleibt unbemerkt, solange noch ein kleiner Luftspalt offen ist. Wird auch dieser verschlossen, besteht eine beträchtliche Schalleitungsstörung. Das geschieht meist durch Eindringen von Wasser. Die Schwerhörigkeit tritt damit plötzlich auf. Oft können die Patienten durch Druck auf den Tragus eine Änderung (vorübergehende Besserung oder Verschlechterung) herbeiführen.
Diagnose: Bei der Otoskopie sind die schwarzbraunen Massen des Cerumen leicht zu erkennen. Funktionell besteht eine *Schalleitungsstörung* (Rinne negativ, Weber ins kranke Ohr lateralisiert). Ceru-

men, das den Gehörgang nicht völlig verschließt, ist keine ausreichende Erklärung für eine Hörstörung!

Nach Entfernung des Cerumen Hörfunktion prüfen! Ist die Hörstörung nicht völlig beseitigt, muß nach anderer Ursache gefahndet werden.

Therapie: *Spülung* mit körperwarmem Wasser. Gehörgang durch Zug an der Ohrmuschel nach hinten oben etwas strecken. *Die Spritze muß unbedingt mit der die Ohrmuschel haltenden Hand fixiert werden,* damit durch unachtsame Bewegungen der Spritze oder des Kopfes der Spritzenansatz nicht in die Tiefe des Gehörganges gestoßen werden kann (Abb. 60). Cave Verletzung der Gehörgangshaut oder des Trommelfelles!

Läßt sich das Cerumen durch mehrfache Spülung nicht entfernen, sollte es durch *Einträufeln* von Öl, Paraffin, Bor-Alkohol-Glycerin oder „Cerumenex" aufgeweicht werden. Eine *instrumentelle* Entfernung mit Häkchen, Kürette und Zängelchen sollte wegen der Verletzungsgefahr dem Facharzt überlassen bleiben.

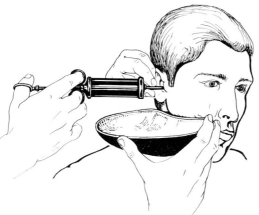

Abb. 60. Ohrspülung

9.3 Akuter Tubenmittelohrkatarrh

Insuffizienz der Tubenöffnung durch Schwellung der Tubenschleimhaut, meist bei Entzündungen der Nase und des Rachens. *Resorption* der Luft im Mittelohr, Einziehung des Trommelfelles, Schallleitungsschwerhörigkeit. Der Zustand entwickelt sich meist innerhalb einiger Stunden. Subjektiv eines oder beide Ohren zugefallen, dumpfer Druck im Ohr, Ohrensausen, Schwerhörigkeit. Bei längerem Bestehen kann sich ein Erguß im Mittelohr bilden.

Diagnose: Typische Vorgeschichte und Beschwerden.

Retraktion des Trommelfelles: Hammergriff verkürzt, nahezu waagerecht stehend, der kurze Fortsatz vorspringend, der Lichtreflex fehlt oder ist atypisch.

Schalleitungsschwerhörigkeit (Rinne negativ, Weber ins kranke Ohr lateralisiert, bei Betroffensein beider Ohren in Kopfmitte, s. S. 126).

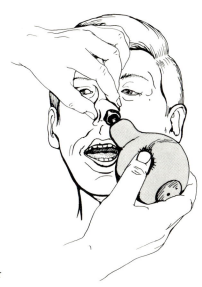

Abb. 61. Luftdusche nach Politzer

Therapie: *Valsalva'scher Versuch:* Nase zuhalten und kräftig Luft in die Nase pressen lassen. Dadurch kann der Tubenverschluß evtl. durchbrochen werden. Typische Fehler: Der Patient preßt wie zum Stuhlgang, d. h. er schließt die Glottis und erhöht den intrathorakalen Druck; oder er hebt das Gaumensegel und bläßt die Backen auf. In beiden Fällen wird der Druck an der Tubenöffnung nicht wirksam.

Politzer-Verfahren: Ein Nasenloch zuhalten, in das andere die Olive des Politzer-Ballons eindrücken, den Patienten „Kuckuck" sagen lassen, oder besser einen kleinen Schluck Wasser trinken lassen, damit sich das Gaumensegel hebt und Nase und Nasenrachenraum gegen Rachen und Mund abschließt (Abb. 61). In diesem Moment Luft mit dem Ballon einblasen. Die richtige Koordination von Schlucken, bzw. „Kuckuck" -Sagen und Lufteinblasen ist schwierig und muß evtl. mehrmals geübt werden. Den Ballon nicht brüsk sondern während ca. 1 Sekunde gleichmäßig zudrücken. Man muß spüren, wie sich durch das Anheben des Gaumensegels ein Widerstand entwickelt, so daß die Luft nicht einfach entweicht.

Kontrolle des Effektes an der Änderung des Trommelfellbefundes und der Hörweite. Der Patient hat sofort das Gefühl, wieder besser zu hören.

Im übrigen Behandlung der Rhinitis mit abschwellenden Nasentropfen.

Besteht Verdacht auf einen *Erguß* im Mittelohr (Gehör durch Luftdusche nicht vollständig oder nur für kurze Zeit gebessert, gluckerndes Gefühl im Ohr, Sekretblasen hinter dem Trommelfell), ist fachärztliche Weiterbehandlung angezeigt.

9.4 Barotrauma

Bei rascher *Erhöhung des Außendruckes* (Absteigen mit dem Flugzeug oder einer Seilbahn) und mangelnder Öffnung der Tube wird das Trommelfell stark nach innen gedrückt. In leichten Fällen nur Schwerhörigkeit, in schweren Fällen heftige Schmerzen (s. S. 102).

Diagnose: Typische Vorgeschichte mit akutem Auftreten der Beschwerden in Zusammenhang mit der äußeren Druckeinwirkung. Trommelfell eingezogen wie bei akutem Mittelohrkatarrh, in schweren Fällen gerötet und vorgewölbt wie bei akuter Mittelohrentzündung.

Schalleitungsstörung (Rinne negativ, Weber ins kranke Ohr lateralisiert, sind beide Ohren betroffen, in Kopfmitte, s. S. 126).

Therapie: Vorsichtige *Luftdusche* nach Politzer (s. S. 129). Sie kann u. U. schmerzhaft sein. Abschwellende Nasentropfen. Völlige Rückbildung der Beschwerden ist nicht sofort zu erreichen, sie benötigt oft mehrere Tage.

9.5 Hörsturz

Aus völligem Wohlbefinden heraus schwindet plötzlich innerhalb von Sekunden oder Minuten des Hörvermögen auf einem Ohr. Es erscheint wie „zugefallen"; dabei oft Ohrensausen, gelegentlich auch ganz leichtes Schwindelgefühl, aber kein echter Schwindelanfall. Wahrscheinlich *akute Durchblutungsstörung* des Innenohres. *Die Prognose ist bei sofortigem Einsetzen der Therapie gut, in verschleppten Fällen schlecht.*

Diagnose: Typische leere Vorgeschichte, kein Infekt, keine äußere Einwirkung. Immer nur *ein* Ohr befallen. Trommelfell normal.
Schallempfindungsschwerhörigkeit verschieden starker Ausprägung, selten auch völlige Taubheit. Rinne positiv. Weber ins gute Ohr lateralisiert. Bei einseitiger Taubheit wird die Stimmgabel beim Rinne'schen Versuch vom Warzenfortsatz des kranken Ohres über Knochenleitung zum gesunden Ohr übergehört, die Luftleitung hingegen nicht, so daß hierdurch ein negativer Rinne vorgetäuscht werden kann.

Therapie: Sie sollte *so früh wie möglich* begonnen werden, da jede Verzögerung die Prognose verschlechtert. Am besten stationäre Einweisung in Fachklinik.

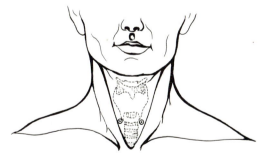

Abb. 62. Injektionsstellen für Stellatumblockade

Typisches Behandlungsschema:
Stellatumblockaden auf der Seite der Hörstörung, einmal täglich 10 ml Novocain 1% ohne Adrenalin für 10 Tage.

Technik: Am medialen Rand des Sternocleidomastoideus wird in der Mitte zwischen Ringknorpel und Sternoclaviculargelenk eingestochen (Abb. 62).

Durch Zug mit 2 oder 3 Fingern werden die großen Gefäße hierbei zur Seite gehalten. Man stößt in der Tiefe auf den Querfortsatz des 6. Halswirbels und verteilt dort das Novacain-Depot. Mehrmals durch Aspiration sicherstellen, daß nicht intravasal gespritzt wird! Nach einigen Minuten muß ein Horner-Komplex auftreten: Ptosis, Zurücksinken des Bulbus, Miosis. Der Patient muß unbedingt nach in Injektion einige Stunden unter Beobachtung sein.
Komplikationen: Anstich der Pleura und der Lungenspitze mit Pneumothorax; Recurrensparese (reversibel).

Infusionstheraphie, als alleinige Maßnahme oder kombiniert mit Stellatumblockaden, zur Gefäßerweiterung und Auflösung von Blutkörperchenverklumpungen mit Plasmaexpander und Nicotinsäure-Derivaten (z. B. Rheomakrodex 500 ml mit Complamin 1,5 g). Die Complamin-Dosis wird dann täglich um 1,5 g gesteigert bis etwa 19 g/die.

9.6 Morbus Menière

Anfallsweises Auftreten von Schwindel, einseitiger Hörstörung mit Ohrensausen, Übelkeit, Erbrechen, Nystagmus. Im Vordergrund steht der *Schwindel* und die Übelkeit. Das Krankheitsbild wird daher ausführlicher unter dem Leitsymptom „Schwindel" abgehandelt (s. S. 141). Die Hörstörung kann manchmal der vollständigen Symptomatik mit Schwindel lange vorausgehen, so daß zunächst nur eine plötzliche einseitige Schallempfindungsstörung auftritt.
Diagnose: Die Hörstörung des M. Menière ohne Schwindel ist dem Hörsturz sehr ähnlich. Oft kann erst durch die Verlaufsbeobachtung entschieden werden, ob es sich um einen M. Menière oder einen Hörsturz handelt.
Therapie: Die Behandlung ist dieselbe wie beim Hörsturz (s. oben).

9.7 Akutes Schalltrauma

Schädigung der Sinneszellen der Innenohren durch starke *Schalldruckwelle*. Das Trommelfell kann intakt bleiben *(Knalltrauma)* oder zerrissen werden (*Explosionstrauma*). Bei Trommelfellzerreißung kommt zu der Innenohrschädigung noch eine Schalleitungsstörung, so daß eine *kombinierte Schwerhörigkeit* resultiert. *Typische Ereignisse:* Gasexplosionen, Platzen von Druckkesseln oder Leitungen,

Schießübungen, Explosion von Feuerwerkskörpern nahe am Ohr, Blitzschlag.

Diagnose: Das schädigende Ereignis wird immer berichtet. Subjektiv *vertäubtes Gefühl* in einem oder beiden Ohren, meist auch pfeifendes oder klingendes *Ohrensausen*. Bei Knalltrauma normales Trommelfell, bei Explosionstrauma Trommelfellruptur (s. S. 24).

Bei *Knalltrauma* reine Schallempfindungsschwerhörigkeit (Rinne positiv, Weber meist uncharakteristisch), bei *Explosionstrauma* kombinierte Schalleitungs-Schallempfindungsschwerhörigkeit (Rinne negativ, Weber ins geschädigte Ohr lateralisiert).

Therapie: Eine wirksame Behandlung der Innenohrschädigung ist nicht bekannt. Meist tritt aber spontan innerhalb einiger Stunden bis Wochen eine wesentliche *Restitution* ein. Der bleibende Schaden kann erst nach einigen Wochen abgeschätzt werden. Versuch mit gefäßerweiternden Mitteln und Vit. A und E (Ronicol und Rovigon) sind gerechtfertigt.

Falls Arbeitsunfall, unbedingt Überweisung zum HNO-Facharzt zur Dokumentation des Hörbefundes durch ein Audiogramm!

9.8 Psychogene Taubheit

Es handelt sich um ein recht seltenes Ereignis. Ohne äußere Ursache bricht plötzlich die Verständigungsmöglichkeit mit dem Erkrankten ab. Das wird von den Angehörigen meist eindrucksvoll geschildert. Der Patient selbst gibt an, gar nichts mehr zu hören, oder es erreiche ihn alles nur wie aus weiter Ferne, so daß er es nicht verstehen könne. Die Hörstörung ist meist *beiderseitig*.

Diagnose: Jede plötzlich auftretende doppelseitige Taubheit ist verdächtig auf eine psychogene Störung. Otoskopisch kein pathologischer Befund. Bei der *Hörprüfung* werden meist sehr *widersprüchliche Angaben* gemacht, die einerseits einer vollständigen Taubheit entsprechen würden, während andererseits oft sinngemäß auf Ansprache reagiert wird. Eine Exploration enthüllt immer eine psychische Ausnahmesituation.

Therapie: Zur Sicherung der Diagnose Überweisung an Facharzt, der auch die Behandlung evtl. in Zusammenarbeit mit einem Psychotherapeuten übernehmen wird.

10. Akuter Schwindel

Schwindel ist ein außerordentlich vieldeutiges Symptom, das durch sehr verschiedenartige Krankheitsprozesse hervorgerufen werden kann. Es gibt eine ganze Skala von subjektiven Empfindungen, die vom Patienten als Schwindel bezeichnet werden: Drehschwindel, Schwankschwindel, Liftschwindel, Unsicherheit und Benommenheit im Kopf, Schwarzwerden vor den Augen. Die Ursache kann in verschiedenen Ebenen liegen.

1. *Diffuse Störungen im Großhirn* bei Hypotonie, Praekollaps, Hypertonie, praeapoplektischem Zustand, Hypoglykämie, Intoxikation (Kohlenmonoxyd, Alkohol usw.). Diese Zustände verursachen einen uncharakteristischen Schwindel mit dem Gefühl der Taumeligkeit und einer Leere im Kopf, Kopfschmerzen, leichte Übelkeit, Flimmern vor den Augen, Schwarzwerden vor den Augen bis zur Bewußtseinsstörung. Kein Nystagmus!

2. *Umschriebene Störungen im Stammhirn* (Vestibulariskerngebiet) bei Durchblutungsstörungen oder encephalitischen Prozessen. Der Schwindel kann bei Betroffensein beider Seiten diffus, bei Betroffensein überwiegend einer Stammhirnseite auch vom Typ des Drehschwindels sein. Begleitende neurologische Ausfälle an der caudalen Hirnnervengruppe (Gaumensegellähmung, Schluckstörung, Vagus- bzw. Recurrensparese) und den durch das Stammhirn ziehenden sensiblen und motorischen Bahnen (gekreuzte spastische Paresen und Sensibilitätsausfälle), Übelkeit und Erbrechen, evtl. Übergang in Bewußtlosigkeit. Ein Nystagmus ist meist vorhanden.

3. *Störungen in den peripheren Gleichgewichtsorganen.*

Ätiologisch kommen in Betracht:
- Entzündung (Labyrinthitis)
- Verletzungen (Luxation des Steigbügels oder Pyramidenfraktur)

- Morbus Menière
- Neuronitis vestibularis

Typischer Drehschwindel, häufig auch Überkeit und Erbrechen. Immer spontaner oder latenter Nystagmus. Keine Störungen des Bewußtseins.

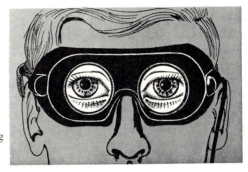

Abb. 63. Untersuchung des Nystagmus mit der Leuchtbrille

10.1 Diagnostisches Vorgehen

Genaue Analyse der *Vorgeschichte* und des *Schwindelcharakters*. Der diffuse Großhirnschwindel wird einerseits durch Ausschluß der peripher-vestibulären und Stammhirnprozesse erkannt, andererseits durch geeignete allgemeine und internistische Befunde bestätigt (Blutdruck, Blutzucker usw.).

Die **Untersuchung des Nystagmus** steht im Mittelpunkt der Diagnose des vestibulären Schwindels. Am besten Beobachtung mit der Leuchtbrille nach Frenzel. Hierbei sind die Bulbi vergrößert und gut beleuchtet dargestellt, und der Patient kann nicht fixieren (Abb. 63).

Der *Spontannystagmus* wird beobachtet bei Blick geradeaus, nach rechts, nach links, nach oben, nach unten. In jeder Blickrichtung mehrere Sekunden die Bulbi genau beobachten!

Ein *vestibulärer Nystagmus* zeigt sich durch eine langsame *horizontale* Abweichung der Bulbi nach rechts oder links, dann folgt ein entgegengesetzter schneller Ruck in die Ausgangslage, oft mit einer leichten *rotatorischen* Komponente. Das wiederholt sich periodisch. Die *Schlagrichtung* wird nach der Richtung der schnellen Komponente angegeben. Der Nystagmus ist bei Blick in die Richtung der schnellen Komponente am deutlichsten, beim Blick in die Richtung der langsamen Komponente am geringsten. Ein *vertikaler* Nystagmus spricht für eine *zentrale* Störung.

Untersuchung auf *Provokationsnystagmus* durch Kopfschütteln und Lageänderungen im Liegen. Ein peripher vestibulärer Nystagmus verstärkt sich durch Kopfschütteln deutlich, oft tritt auch ein Nystagmus erst nach der Provokation in Erscheinung, der spontan nicht vorhanden war (latenter Nystagmus).

Koordinationsprüfungen (Romberg: Stehen mit geschlossenen Augen, die Füße dich beieinander; Unterberger: Treten auf der Stelle mit geschlossenen Augen; Blindgang, Finger-Nase-Versuch) sind beim akuten schweren Schwindelanfall meist nicht durchführbar. Wenn ein deutlicher Nystagmus nachweisbar ist, sind sie auch entbehrlich. Im anderen Fall können sie jedoch wertvolle Hinweise auf neurologische Störungen (Ataxie) geben.

Die *experimentellen Vestibularisprüfungen* mit thermischen und rotatorischen Reizen und die Auswertung der Befunde erfordern viel Erfahrung. In der Notfallsituation sind sie nicht unbedingt erforderlich. Eine orientierende *Hörprüfung* mit Flüster- und Umgangssprache und Stimmgabel (s. S. 126) gehört jedoch immer zur Diagnose eines Schwindelzustandes.

Im Rahmen diese Buches können hier nur die *vestibulären Schwindelanfälle* ausführlich dargestellt werden.

10.2 Labyrinthitis bei Otitis media acuta

Im Verlauf einer akuten Mittelohrentzündung (Otitis media acutissima) kann schon *in den ersten Tagen* eine labyrinthäre Reizung auftreten. Sie beruht auf einer Durchwanderung von Bakterien durch die Membranen des ovalen und runden Fensters. Das Ohr ist dann auch hinsichtlich seiner Hörfunktion sehr gefährdet. Die Labyrinthitis im Gefolge einer *Mastoiditis* tritt erst etwa 2–3 Wochen nach Krankheitbeginn auf. Sie ist heute ausgesprochen selten.

Diagnose: Anamnestisch seit wenigen Tagen Ohrenschmerzen, evtl. seröse Sekretion aus dem Ohr, Schwindel, Übelkeit, evtl. Erbrechen. Trommelfell gerötet, gschlossen oder kleine zentrale Perforation mit pulsierendem Sekret. Bei Grippe-Otitis (s. S. 98) Blutblasen auf dem Trommelfell und der Gehörgangshaut.

Schalleitungsschwerhörigkeit. Beim Weber'schen Versuch (Stimmgabel auf dem Scheitel) wird der Ton in das kranke Ohr lateralisiert. Beim Rinne'schen Versuch (Vergleich Luft- und Knochenleitung) wird der Ton über dem Warzenfortsatz besser gehört als vor dem Ohr (Rinne negativ).

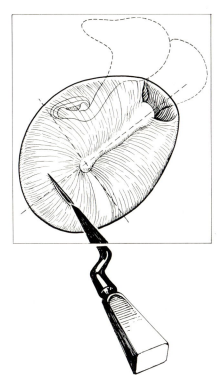

Abb. 64. Parazentese

Spontaner oder *latenter Nystagmus* mit Schlagrichtung (schnelle Komponente) zum kranken Ohr (Reiznystagmus). Im weiteren Verlauf kann das Innenohr völlig ausfallen. Dann wird der Ton beim Weber'schen Versuch ins gesunde Ohr lateralisiert, und der Nystagmus schlägt zur gesunden Seite (Ausfallnystagmus).
Therapie: Einweisung in Fachklinik. Breitbandantibiotikum (Ampicillin, Tetracyclin). Falls das Trommelfell noch geschlossen ist: Parazentese.

Technik der Parazentese: Bei Kindern Kurznarkose erforderlich (i. v. Epontol oder Maskennarkose mit Lachgas und Halothan), bei Erwachsenen Lokalanaesthesie durch Einträufeln von 2% Pantocain mit Adrenalin. Stichinzision im hinteren unteren Quadranten des Trommelfelles. Nicht hinten oben wegen Gefahr einer Luxation der Gehörknöchelchen! Die Hand mit dem kleinen Finger am Kopf des Patienten abstützen, nur 2 mm tief einstechen (Abb. 64).

10.3 Labyrintitis bei Otitis media chronica

Die *epitympanale* chronische Mittelohrentzündung mit *Cholesteatom* führt häfig zur *Arrosion des horizontalen Bogenganges* und damit zu einer zunächst zirkumskripten Labyrinthitis, die aber leicht in eine diffuse Labyrinthitis übergeht. Die zirkumskripte Labyrinthitis ist durch ein positives *Fistelsymptom* gekennzeichnet.

Diagnose: Anamnestisch seit Jahrzehnten mäßig starkes foetides Ohrenlaufen und Schwerhörigkeit, dann Schwindel, zunächst nur gelegentlich, besonders bei *Druck auf den Tragus,* später Übergang in Dauerschwindel, typischer Drehschwindel, Übelkeit evtl. Erbrechen. Oft Kopfschmerzen. Foetide Sekretion aus dem Ohr. Trommelfelldefekt hinten oben randständig, evtl. weißliche Cholesteatommassen zu erkennen.

Schalleitungsschwerhörigkeit.

Beim Weber'schen Versuch (Stimmgabel auf dem Scheitel) wird der Ton im kranken Ohr gehört. Beim Rinne'schen Versuch (Vergleich Luft- und Knochenleitung) wird der Ton auf dem Warzenfortsatz besser gehört als vor dem Ohr (Rinne negativ).

Spontaner oder latenter *Nystagmus* (nach Kopfschütteln) mit Schlagrichtung der schnellen Komponente zum kranken Ohr (Reiznystagmus). Der Spontannystagmus spricht für eine diffuse Labyrinthitis.

Fistelsymptom meist positiv. Bei Kompression der Luft im Gehörgang des erkrankten Ohres mit dem Politzerballon oder durch Druck mit dem Finger auf den Tragus tritt ein Nystagmus mit Schlagrichtung zum kranken Ohr auf, bei Aspiration zur Gegenseite. Ein positives Fistelsymptom ohne Spontannystagmus spricht für eine Arrosion des horizontalen Bogenganges (zirkumskripte Labyrinthitis) ohne diffuse Labyrinthitis (Abb. 65).

Ist das Innenohr durch die Labyrinthitis *völlig ausgefallen,* wird der Ton beim Weber'schen Versuch in das gesunde Ohr lateralisiert; es besteht ein Spontannystagmus zur gesunden Seite (Ausfallnystagmus), der sich durch die Fistelprobe nicht mehr beeinflussen läßt.

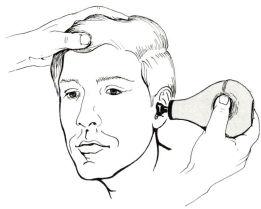

Abb. 65. Prüfung des Fistelsymptomes. Zur besseren Beobachtung des Nystagmus sollte gleichzeitig, falls vorhanden, eine Leuchtbrille aufgesetzt werden

Therapie: In jedem Fall dringende Einweisung in HNO-Fachklinik. Dort sofortige *Operation.* Als Überbrückungsmaßnahme Antibiotika mit möglichst breiter Wirkung (meist Mischinfektion mit gramnegativen und grampositiven Problemkeimen, Pseudomonas aeruginosa, Proteus, Staphylococcus aureus), z. B. Ampicillin und Cloxacillin (Ampiclox).

10.4 Luxation des Steigbügels

Durch *äußere Gewalteinwirkung* (Pfählungsverletzung, s. auch S.21) meist mit spitzem Gegenstand (Haarnadel, Bleistift, unsachgemäße Handhabung einer Spritze bei der Ohrspülung) wird das Trommelfell durchstoßen und der Steigbügel luxiert. Es resultiert sofort heftigster Schwindel mit Übelkeit, evtl. Erbrechen, Schwerhörigkeit. Der Schwindel kann sich bald wieder legen oder auch fortbestehen.

Falls der Schwindel nachläßt, darf die *relative Symptomarmut* nicht darüber hinwegtäuschen, daß es sich um eine äußerst bedrohliche Verletzung handelt, die leicht zur *Ertaubung* des Ohres und einer *Meningitis* führen kann.

Diagnose: Anamnestisch ist das schädigende Ereignis mit dem sofort einsetzenden Schwindel immer bekannt. *Trommelfellperforation* hinten oben (Abb. 12, S. 22).

Schalleitungsschwerhörigkeit.

Beim Weber'schen Versuch (Stimmgabel auf dem Scheitel) wird der Ton im kranken Ohr gehört. Beim Rinne'schen Versuch (Vergleich Luft- und Knochenleitung) wird die Stimmgabel auf dem Warzenfortsatz besser gehört als vor dem Ohr (Rinne negativ).

Spontaner oder latenter *Nystagmus* mit Schlagrichtung zum kranken Ohr.

Das Fistelsymptom ist positiv, sollte aber wegen der Gefahr einer weiteren Schädigung nicht ausgeführt werden.

Therapie: Sofortige dringende Einweisung in HNO-Klinik. Dort *operative Revision* durch Tympanotomie. Als Überbrückungsmaßnahme (Antibiotikum, z. B. Tetracyclin).

10.5 Labyrinthausfall durch Schädelbasisbruch

Die *Pyramidenquerfraktur* (s. auch S. 27) als Folge eines stumpfen Schädeltraumas führt sofort zu einem vollständigen Ausfall der Innenohrfunktionen. Wenn nicht andere gleichzeitige Verletzungen im Vordergrund stehen, ist das beherrschende Symptom massiver Drehschwindel mit Erbrechen. Diffuses Schwindelgefühl mit Erbrechen ist häufig auch Folge einer *Commotio* oder *Contusio;* es darf aber in diesem Sinne nur gedeutet werden, wenn eine Pyramidenfraktur mit labyrinthärer Beteiligung ausgeschlossen ist.

Diagnose: Anamnestisch schweres stumpfes Schädeltrauma. Drehschwindel, Übelkeit, Erbrechen, einseitige Taubheit (die aber vom Patienten in diesem frischen Zustand oft nicht empfunden und angegeben wird). Trommelfell geschlossen, blaurot verfärbt (*Hämatotympanon*).

Taubheit des betroffenen Ohres.

Beim Weber'schen Versuch (Stimmgabel auf dem Scheitel) wird der

Ton im gesunden Ohr gehört. Beim Rinne'schen Versuch (Vergleich Luft- und Knochenleitung) wird die Stimmgabel vor dem Ohr nicht gehört, vom Warzenfortsatz zum anderen Ohr übergehört (Rinne scheinbar negativ).
Massiver Spontannystagmus mit Schlagrichtung der schnellen Komponente zur gesunden Seite.
Therapie: Einweisung in HNO-Fachklinik. Keine besonderen Notfallmaßnahmen notwendig. Evtl. prophylaktisch Antibiotikum (z. B. Tetracyclin).

10.6 Morbus Menière

Störung in der Zusammensetzung der Innenohrflüssigkeiten wahrscheinlich infolge vegetativer Fehlsteuerung und Durchblutungsdysregulation. Die Endolymphe nimmt an Volumen zu und dehnt das häutige Labyrinth aus (*Labyrinthhydrops*). Auf dem Höhepunkt der Spannung kommt es wahrscheinlich zu einem Einriß des häutigen Labyrinthes, so daß sich Endolymphe und Perilymphe teilweise vermischen. Im Anfang der Erkrankung ist immer nur *ein* Ohr betroffen; später (nach Jahren) kann auch das andere Ohr denselben Prozeß durchmachen.
Aus völligem Wohlbefinden, manchmal auch mit kurzdauernden Prodromalerscheinungen, wie Druck im Ohr und Kopfschmerzen, tritt *anfallsartig* schwerer *Drehschwindel* auf mit Übelkeit, Erbrechen, Schweißausbruch, Kollapsneigung. Es kommt jedoch nicht zur Bewußtlosigkeit. Im betroffenen Ohr (oft auch geschildert als „im Kopf") starkes *Rauschen* oder Dröhnen und *Schwerhörigkeit*. Der Anfall kann Minuten bis zu einigen Stunden dauern, klingt aber dann spontan wieder ab. Im anfallsfreien Intervall besteht meist eine einseitige Schallempfindungsschwerhörigkeit und Ohrensausen. Im Anfall ist immer ein *Nystagmus* deutlich, im Intervall meist nicht mehr vorhanden.
Diagnose: Anamnestisch aus vollem Wohlbefinden heraus Anfall mit Schwindel, Übelkeit, Erbrechen, Ohrensausen, Trommelfell beiderseits o. B. . . . .
Einseitige *Schallempfindungsschwerhörigkeit.* Umgangs- und Flüstersprache werden auf einem Ohr deutlich schlechter als auf dem ande-

ren gehört (nicht geprüftes Ohr ausschalten durch festes Zuhalten, besser durch Druck auf den Tragus mit schüttelnder Bewegung!).

Beim Weber'schen Versuch (Stimmgabel auf dem Scheitel) wird der Ton meist in der Kopfmitte gehört. Die eigentlich zu erwartende Lateralisation ins gesunde Ohr ist oft nicht deutlich.

Beim Rinne'schen Versuch (Vergleich Luft- und Knochenleitung) wird der Ton vor dem Ohr besser gehört als auf dem Warzenfortsatz (Rinne positiv).

Nystagmus im Anfall immer vorhanden, die Schlagrichtung ist unregelmäßig und läßt sich nicht zur Seitenlokalisation des Krankheitsprozesses verwenden. Im Intervall latenter Nystagmus (nach Kopfschütteln) oder kein Nystagmus.

Therapie: Symptomatisch gegen die Übelkeit Vomex A i.v.. Durchblutungsfördernde Mittel (Ronicol, Complamin, Fludilat). Eine *kurmäßige klinische Behandlung* ist angezeigt (Stellatumblockaden, Infusionen, Diuretica), deswegen Einweisung in HNO-Klinik.

10.7 Neuronitis vestibularis

Die Ätiologie ist nicht bekannt. Es kommt plötzlich oder im Laufe einiger Stunden ohne äußeren Anlaß zu einer schweren vestibulären Störung mit *anhaltendem Drehschwindel, Übelkeit und Erbrechen.* Funktionell besteht eine *Untererregbarkeit* oder auch ein völliger *Funktionsausfall* eines Gleichgewichtsorganes. Symptome seitens der Hörfunktion (Schwerhörigkeit, Ohrensausen) fehlen. Die vestibuläre Untererregbarkeit normalisiert sich in einigen Tagen bis Wochen allmählich wieder oder, falls sie bestehen bleibt, wird sie funktionell kompensiert.

Diagnose: Anamnese völlig leer. Allmählich oder plötzlich einsetzender schwerer Schwindel mit Erbrechen. Sonst keinerlei Symptome. Trommelfell beiderseits o. B.. Hörvermögen beiderseits normal.

Spontannystagmus immer deutlich vorhanden. Schlagrichtung nicht sicher zur Seitenlokalisation zu verwenden.

Differentialdiagnostisch Ausschluß eines Stammhirnprozesses (z. B. Wallenberg-Syndrom).

Therapie: Behandlung überwiegend symptomatisch: Vomex A i. v., Sedativa, Ruhigstellung. Versuch mit durchblutungsfördernden Mitteln (Ronicol, Complamin) und Vitamin B. Zur Sicherung der Diagnose (u. a. Ausschluß eines Stammhirnprozesses oder eines Akusticusneurinoms) Überweisung zum HNO-Facharzt oder Neurologen.

10.8 Labyrinthapoplexie

Durch einen Spasmus, thrombotische Wandveränderungen oder Zusammenballung von Erythrozyten plötzlich *Verlegung der A. auditiva interna,* ohne erkennbare äußere Ursache. Apoplektiformer Ausfall der labyrinthären Funktionen mit schwerem Drehschwindel, Erbrechen, Nystagmus, Taubheit des betroffenen Ohres. Bei völligem Funktionsausfall ist die Prognose ungünstig.
Diagnose: Ohne äußere erkennbare Ursache plötzlich Taubheitsgefühl in einem Ohr, Ohrensausen, heftigster Schwindel mit Übelkeit und Erbrechen. Trommelfell beiderseits o. B.
Einseitige Taubheit.
Beim Weber'schen Versuch (Stimmgabel auf dem Scheitel) wird der Ton im gesunden Ohr gehört.
Beim Rinne'schen Versuch (Vergleich Luft- und Knochenleitung) wird der Ton vor dem Ohr nicht gehört, vom Warzenfortsatz in das andere Ohr übergehört (Rinne scheinbar negativ).
Massiver Spotannystagmus mit Schlagrichtung (schnelle Komponente) zum gesunden Ohr.
Therapie: Am besten dringende Einweisung in Fachklinik. Stellatumblockade der betroffenen Seite (Technik s. S.131), Infusionen mit Plasmaexpander und gefäßerweiternden Mitteln (Complamin). Vomex A.

10.9 Ischämische Stammhirnkrise

Hier soll nur auf eine Gruppe von *neurologischen Krankheitsbildern* aufmerksam gemacht werden, bei denen ebenfalls Schwindel das Leitsymptom sein kann. Es handelt sich um Zustände, die durch eine Mangeldurchblutung im Stammhirn (Basilarisinsuffizienz) verursacht werden. Je nach dem Schwerpunkt der Durchblutungsstörung können die *verschiedenen Hirnnerven* der gleichen Seite und dazu *gekreuzt Hemiparesen* und *Sensibilitätsstörungen* auftreten.

Diagnose: Oft apoplektiformer Beginn, Schwindel, Erbrechen, Schluckstörungen, Störungen der sprachlichen Artikulation, Bewußtseinsstörungen. Ausfälle an den Hirnnerven: Augenmuskeln, Asymmetrie der Gaumensegelbewegung, Abweichen der Zunge beim Herausstrecken, einseitiger Stillstand eines Stimmbandes mit Speichelsee. Oft Nystagmus. Hörvermögen meist bei grober Prüfung unauffällig.

Therapie: Einweisung in Neurologische oder Innere Klinik.

11. Plötzliche Heiserkeit

Eine akut auftretende Heiserkeit kann verschiedene Ursachen haben
- *akute Laryngitis*
- *Recurrensparese*
- *psychogene Aphonie*

Eine echte Notfallsituation, die ein sofortiges Handeln erfordert, liegt meist nicht vor. Die Patienten sind aber oft durch die plötzliche Stimmstörung so beunruhigt, daß sie einen Notfallarzt aufsuchen.

11.1 Akute Laryngitis

Meist *Virusinfekt* der Luftwege, der akut nach einer Erkältung auftritt.

Diagnose: Akute Heiserkeit meist morgens nach dem Aufstehen bemerkt, nachdem am Tage zuvor Kälteexposition vorausgegangen war. Oft leichte kratzende Halsschmerzen. Stimmbänder gerötet, verdickt, seitengleich normal beweglich. Stimme heiser. Hustenstoß normal kraftvoll.

Therapie: Inhalationen mit Emser-Salz und Antibiotikum (Nebacetin), Stimmschonung.

11.2 Recurrensparese

Für die spontan und plötzlich auftretende Recurrensparese ist die Ätiologie nicht einheitlich. Es kommen in Betracht:
- *Tumoren der Schilddrüse oder des Mediastinums*

- *Idiopathische, rheumatische Lähmung*
- *zentrale Lähmung, z. B. bei Wallenberg-Syndrom.*

Diagnose: Plötzlich auftretende Heiserkeit, meist morgens beim Aufstehen bemerkt. Ein Stimmband in *Paramedianstellung* fixiert, das andere beweglich. Kein vollständiger Glottisschluß. Stimme kraftlos, heiser, überhaucht. Abnorm starker Luftverbrauch beim Sprechen. Hustenstoß kraftlos. Bei zentraler Lähmung Schluckstörungen und andere neurologische Symptome.

Therapie: Eine Notfalltherapie ist nicht möglich und nicht erforderlich. Weitere Diagnostik zur *Abklärung der Ätiologie* unbedingt notwendig. Überweisung zum Facharzt.

11.3 Psychogene Aphonie

Plötzlicher Stimmverlust infolge einer psychischen Ausnahmesituation.

Diagnose: Mitten in einer psychisch belastenden Situation ist die Stimme weggeblieben. Es kann nur noch geflüstert oder gar nicht mehr gesprochen werden. Beide Stimmbänder meist in *Intermediärstellung* stillstehend oder nur angedeutet beweglich; evtl. auch *paradoxe* Bewegungen der Stimmbänder. Hustenstoß in leichten Fällen normal, in schweren Fällen kraftlos ohne Stimmlippenschluß.

Therapie: Überweisung zum Facharzt zur Sicherung der Diagnose. Evtl. Psychotherapie erforderlich.

12. Facialislähmung

Eine plötzlich aufgetretene Facialisparese hat für den Erkrankten durchaus den Charakter eines Notfalles. Wenn auch nur in wenigen Fällen eine sofortige Behandlung erforderlich ist, muß der zuerst konsultierte Arzt doch entscheiden können, wie dringlich weitere Maßnahmen sind.

Ursachen einer plötzlichen Facialisparese können sein

traumatisch
    durch Schnittverletzung im Bereich der Parotis
    durch Felsenbeinlängsbruch
    durch Felsenbeinquerbruch

entzündlich
    bei Otitis media acuta
    bei Otitis media chronica
    bei Zoster oticus

idiopathisch
    bei der sog. rheumatischen Facialisparese
    beim Melkerssohn-Rosenthal-Syndrom

zentral
    bei Gefäßprozessen.

12.1 Facialislähmung durch Schnittverletzung

Bei einer äußerlich nur kleinen Stich- oder Schnittwunde *im Bereich der Parotis,* z. B. durch Glassplitter, kann der N. facialis getroffen sein. Bei Verletzung nahe dem Foramen stylomastoideum sind alle 3 Äste gelähmt, bei anderer Lokalisation nur ein- oder zwei Äste.

Diagnose: Der Zusammenhang mit der Verletzung ist immer klar, besondere diagnostische Maßnahmen sind nicht erforderlich.

Therapie: Sofortige Einweisung in Fachklinik, damit eine *primäre Nervennaht* vorgenommen wird.

12.2 Facialislähmung durch Felsenbeinlängsbruch

Allgemeine Symptomatik des Felsenbeinlängsbruches s. S. 26. Die Lähmung kann *primär* sein, d. h. sofort beim Unfallgeschehen auftreten. Dann beruht sie auf einer Quetschung oder Zerreissung des Nerven; oder sie kann *sekundär* einige Stunden oder Tage nach dem Unfall auftreten, dann beruht sie auf einem Hämatom oder einem Oedem.

Diagnose: Der Zusammenhang mit dem Unfall ist immer deutlich. Blutung aus dem Gehörgang, Schalleitungsschwerhörigkeit. Die Lähmung kann *komplett* oder *unvollständig* sein. Klare Unterscheidung, ob primäre oder sekundäre Lähmung ist sehr wichtig.

Therapie: Die *primäre* Lähmung hat ohne operative Intervention eine schlechte Prognose. Also möglichst baldige Überweisung in Fachklinik. *Dabei klare Angaben über den primären Befund mitteilen!* Bei der *sekundären* Lähmung ist rein konservative Behandlung (Antibiotikum, Tantum, Vitamin B 1) ausreichend. Die Prognose ist im allgemeinen gut.

12.3 Facialislähmung durch Felsenbeinquerbruch

Allgemeine Symptomatik des Felsenbeinquerbruches s. S. 27. Die Lähmung ist praktisch immer *primär,* d. h. sie besteht sofort nach dem Unfall. Die Prognose ist ungünstig.

Diagnose: Der Zusammenhang mit dem Trauma ist immer klar. Hämatotympanon, aber keine Blutung aus dem Ohr. Taubheit des betroffenen Ohres, Spontannystagmus zur gesunden Seite.
Therapie: Wegen der versteckten Lage im Bereich des inneren Gehörganges ist eine operative Revision sehr schwierig und wird nur von wenigen spezialisierten Kliniken durchgeführt. Im übrigen konservative Behandlung mit Antibiotikum und Tantum, Vitamin B 1.

12.4 Facialislähmung bei Otitis media acuta

Die Lähmung kann in den ersten Tagen der Erkrankung auftreten (*Frühlähmung*). Sie entsteht durch Übertritt von Bakterien oder Toxinen durch präformierte Spalten im knöchernen Facialiskanal. Tritt sie erst im späteren Verlauf auf, etwa nach 2–3 Wochen, ist sie Folge einer knöchernen Einschmelzung bei *Mastoiditis*.
Diagnose: Bei der *Frühlähmung* typische Symptome der akuten Mittelohrentzündung (s. S. 98). Differentialdiagnose: Zoster oticus (s. S.101). Bei der späten Lähmung Zeichen einer beginnenden oder schon ausgeprägten *Mastoiditis* (s. S. 98).
Therapie: Bei der Frühlähmung antibiotische Therapie, falls das Trommelfell noch geschlossen ist, *Parazentese* (s. S.137). Bei der späten Lähmung dringende Überweisung in Fachklinik zur *Operation* (Mastoidektomie).

12.5 Facialislähmung bei Otitis media chronica

Typische Komplikationen bei der fortgeschrittenen epitympanalen chronischen Mittelohreiterung, meist mit *Cholesteatom*. Sie entsteht durch *Arrosion des knöchernen Facialiskanales*.
Diagnose: Seit vielen Jahren foetide Eiterung aus dem Ohr. Am Trommelfell *randständiger Defekt* hinten oben. *Schalleitungsschwerhörigkeit* (Rinne negativ, Weber ins kranke Ohr lateralisiert). Evtl. auch *positives Fistelsymptom* (s. S.138).
Therapie: Dringende Einweisung in Fachklinik zur Operation.

12.6 Facialisparese bei Zoster oticus

Typische Begleiterscheinung des Zoster oticus (s. S. 101). Die Lähmung ist meist komplett in allen 3 Ästen. Die Prognose ist ungünstig.
Diagnose: Akuter Beginn mit Ohrenschmerzen, immer einseitig. *Bläschenbildung* an Ohrmuschel, Gehörgang und Trommelfell. Evtl. vestibuläre Störung und Schallempfindungsschwerhörigkeit (Rinne positiv, Weber ins gute Ohr lateralisiert).
Therapie: Eine wirksame Therapie ist nicht bekannt. Versuch mit Antibiotikum (Tetracyclin), Tantum, Vitamin B-Komplex.

12.7 Idiopathische (rheumatische) Facialisparese

Sie tritt akut nach Unterkühlung, aber auch ohne erkennbare äußere Ursache auf, meist einseitig, selten doppelseitig. Die Ätiologie ist nicht sicher bekannt. Oft vorausgehend leichte ziehende Schmerzen in der Ohrregion. Rezidivierend tritt die Lähmung auf beim *Melkersson-Rosenthal-Syndrom* (Schwellung der Lippen und des Gesichtes, Lingua plicata).
Diagnose: Plötzlich aufgetretene Facialislähmung ohne andere begleitende Symptome. Trommelfell o. B. Hörvermögen regelrecht. Evtl. Symptome des Melkersson-Rosenthal-Syndroms.
Therapie: Antiphlogistisch, Tantum, Decortin, Vitamin B-Komplex. Die Prognose ist günstig. Die operative Behandlung (Dekompression des Nerven) ist umstritten.

12.8 Zentrale Facialislähmung

Akut auftretend bei *cerebralen Gefäßprozessen*. Bei *supranucleären* Prozessen wird der Stirnast von der Lähmung ausgespart; bei Prozessen im *Hirnstamm* können dagegen alle 3 Äste betroffen sein. Die übrigen Symptome des Krankheitsgeschehens (Hemiplegie, Sprachstörung) stehen im Vordergrund.
Diagnose: Sie ergibt sich aus den begleitenden neurologischen Symptomen.
Therapie: Infusion mit Plasmaexpander (z. B. Rheomakrodex), Euphyllin i. v. Einweisung in neurologische oder interne Klinik.

Sachverzeichnis

Die *kursiv* gedruckten Seitenzahlen weisen auf die wichtigsten Textstellen hin.

Abszeß, Mundboden 111
–, peritonsillärer 54, 58, 59, 60, 114, *117*
–, retropharyngealer 54, 57, 58, *61*, 114, 120
–, Zungengrund 54, 58, *60*
Adenotomie, Nachblutung 12
Aero-Otitis 96, 102
– s. auch Barotrauma
Ätzung bei Nasenbluten 5
Angina agranulocytotica 115
– Plaut-Vincenti 115
– retronasalis 61, 112
– tonsillaris 54, 59, 114, 115
Aphonie, psychogene 145
Aphthen 109
Arbeitsunfall 19, 23, 133
Arrosionsblutung 14, 16, 37, 92
Arteria carotis, digitale Kompression 14
– –, Unterbindung 12, *16*
– ethmoidalis, Unterbindung 12
– maxillaris, Unterbindung 12
Arteriosklerose, Nasenbluten 3
Arthrose des Kiefergelenkes 97
Aspiration 35, *43*, 122
Asthma bronchiale 55, 56
Atelektase 43, 45
Atemgeräusch, verändertes 44, 45, 47
Atemhilfsmuskulatur 55
Atemlähmung 55, 56

Atemnot 43, 53, 117
–, Differentialdiagnose 54
–, funktionelle 55, 57
– bei Kanülenträgern 87, 91
– bei Kehlkopffraktur 34
Atemtyp 55
Augenkrankheiten 102

Barotrauma 102, 124, 130
Basilarisinsuffizienz 143
Beatmung, künstliche 90
Beatmungskanüle 87
Bellocq-Tamponade *9*, 13
Bell'sche Lähmung, siehe Facialislähmung
Bewußtlosigkeit 57, 62
Blow-out-Fraktur 31
Blutdrucksenkung bei Nasenbluten 8
Blutung, Gaumen 13
–, Hypopharynx 16
–, Larynx 16
–, untere Luftwege 12, 17
–, Magen 18
–, Mundhöhle 13
–, Oesophagus 18
–, Ohr 1, 26
–, Tonsillen 13
– aus Trachealkanüle 87, *92*
–, Zahnfleisch 13
Bolustod 43
Brillenhämatom 28, 31
Bronchialfremdkörper 43
Bronchialtoilette 90

151

Bronchiektasen, Blutung 17
Bronchus-Carcinom, Blutung 17
Bulbärparalyse 122

Carcinom, Hypopharynx 16
–, Larynx 16
–, Zungengrund 16
cardiale Insuffizienz 54, 55
Cavernosusthrombose 103
Cerumen 124, *127*
Cheyne-Stokes-Atmung 56
Cholesteatom 99, 149
Commotio cerebri 140
Coniotomie 68, 69, *78*
Contusio cerebri 140
Cor pulmonale 90
Cyanose 43, 57, 68

Dentitio difficilis 96
Diaphanoskopie 105, 106
Diphtherie 115
Doppelbilder 31, 107
Drehschwindel 134, 141, 142
Dysphagie, siehe Schluckstörung

Elektrokauterisation bei Nasenbluten 5
Emphysembronchitis 67, 90
Encephalitis 109, 122
endotracheale Struma 17, 71
Entzündung 96
–, Gehörgang siehe Otitis externa
–, Halslymphknoten 108
–, Mittelohr siehe Otitis media
–, Mundhöhle 108
–, Nasennebenhöhlen 104, 105, 107
–, Speicheldrüsen 108
Epiduralabszeß 100
Epiglottitis 54, 57, 58, *66*, 108, 114, 120
Epistaxis siehe Nasenbluten
Explosionstrauma 24, 25, 132

Facharztverfahren, berufsgenossenschaftliches 19

Facialislähmung 26, 27, 98, 100, *147*
–, rheumatische 147, *150*
–, Schnittverletzung 148
–, zentrale 150
Felsenbeinfraktur s. Pyramidenfraktur
Fischgräte 45, 46
Fistelsymptom *138*, 140, 149
Fleischbrocken 45, 48
Flüstersprache 126
Fraktur, Blow out 31
–, Felsenbeinpyramide 26, 27, 148
–, Gehörgangsvorderwand 1, *25*
–, Kehlkopf 34, 70
–, Le Fort 31
–, Nasengerüst 3, *28*
–, Nasennebenhöhlen 31
–, Schädelbasis 26, 27, 31, 148
Fremdkörper 34, 40, 114
–, aspirierter 43, 57, 58
–, Gehörgang 40
–, Hypopharynx 47
–, Nase 41
–, Oesophagus 48
–, Rachen 46
Fremdkörpergefühl 45
Frühlähmung, Facialis 149
Furunkel, Gehörgang 97
–, Lippe 108
–, Nase 103

Gaumensegelblutung, apoplektiforme 13
Gaumensegellähmung 134
Gefäßunterbindung, A. carotis 14, *16*
–, A. ethmoidalis 12
–, A. maxillaris 12
Gehörgang, Fraktur 1, *25*
–, Fremdkörper 40
–, Furunkel 97
–, Stenose 20
–, Verletzung 21
Geldmünze 45, 48, 49

Gerinnungsstörung 1, 9, 62
Gingivitis 13
Glassplitter 45, 48
Gleichgewichtsstörung, siehe Schwindel
Globus nervosus 115, *123*
Glomus caroticum 35
Glottiskrampf 54, *68*
Glottisoedem 37, 39, 54, *66*, 78, 108, 119
Grippeotitis 2, 98
Guedel-Tubus 64, 73

Hämatom, Gaumen 13
–, Larynx 70
–, Ohrmuschel 19
–, Rachen 54, 62
–, subdurales 103
Hämatothorax 55
Hämatotympanon 27, 140
hämorrhagische Diathese 3, 62
Hämostyptika 8, 18
Hals, Emphysem 35, 49, 78
–, Lymphknoten 108
–, Trauma 34, 35
Halszyste, laterale 112
Halten des Unterkiefers 64
Heilverfahren, berufsgenossenschaftliches 24
Heiserkeit 35, 58, 65, 67, 69, 70, *145*
Hiatushernie, Blutung 18
Hirnabszeß 100
Hörprüfung *126*, 136
Hörsturz 124, *131*
hohe Einlage 105, 106
horizontaler Bogengang, Arrosion 138
Hummerschwanzkanüle 87, 92
Hustenreiz 12, 43, 44
Hypertonie 3, 102
Hyperventilationssyndrom 57, 68
Hypotonie 102

Insektenstich 66, 108

Intubation 17, 36, 65, 67, 69, *72*, 93
–, Fehler 77

Jochbeinfraktur 31

Kanülenträger 87
Kanülenwechsel 91, *94*
Kehlkopf, Fraktur 34
–, Fremdkörper 47
–, Papillome 58, 69
–, Tumor 58
–, Verletzung 58
Kiefergelenk, Affektion 97
–, Luxation 32
–, Verletzung 25
Kieferhöhle, Entzündung 104
–, Spülung 105
Kieferklemme 31, 60, 117, 121
Kloßgefühl 123
Knalltrauma 132
Knochenstück 45, 48
Koordinationsprüfungen 136
Kopfschmerzen 102
Kunstfehler 49

Labyrinthausfall 140, 143
Labyrinthhydrops 141
Labyrinthitis 98, 100, 134, *136*, 138
Lamina papyracea, Fraktur 31
Laryngektomie 88, 91
Laryngitis, acuta 145
– subglottica 54, 57
Larynx, Carcinom 57
–, Mißbildung 57
–, Papillome 58, 69
–, Stenose 88
–, Tumor 54, *69*
–, Verletzung 54, 70
Le Fort-Frakturen 31
Liftschwindel 134
Lingua plicata 150
Linton-Nachlas-Sonde 18
Lippenfurunkel 108

Liquorfluß, Nase 27, 31
–, Ohr 26
Locus Kiesselbachii 3, 5
Lorbeerblatt 47
Lues, Tonsillen 115
Luftdusche 129
Luftemphysem, Halsweichteile 49, 71
–, Kehlkopfverletzung 35
–, Orbita 31
Luftröhre siehe Trachea
Lungentuberkulose, Blutung 17
Luxation, Kiefergelenk 32
–, Steigbügel 134, *139*
Lymphadenitis colli 112, 113
Lymphknotenerkrankungen 97
Lyssa 121

Magenulcus, Blutung 18
Magill-Intubationstubus 73, 93
Marcumartherapie 1, 9, 62
Mastoiditis 96, *98*, 136, 149
Mediastinaltumoren 89
Mediastinitis 37
Melkerssohn-Rosenthal-Syndrom 147, 150
Menière'sche Krankheit 124, 132, 135, 141
Meningitis 26, 98, 100, 103, 104, 107
Migräne 102
Mittelgesichtsfraktur 31
Mittelohrentzündung, akute 23, 26, *98*, 136, 147, 149
–, chronische *99*, 138, 147, 149
Mittelohrerguß 130
Monocyten-Angina 115
Monokelhämatom 31
Morbus Menière 124, 132, 135, *141*
Morbus Rendu-Osler 3
Mumps 109
Mundbodenphlegmone 111
Mund-zu-Mund-Beatmung 64
Münzenfänger 49
Myringitis 97

Myasthenia gravis 114, 122

Nachblutung nach Adenotomie 12
– nach Tonsillektomie 13
– nach Tracheotomie 92
Näseln, offenes 122
Nasenatmung, behinderte 28, 41, 104
Nasenbeinfraktur 3, *28*, 31
Nasenbluten *3*, 28
Nasenfurunkel 103
Nasennebenhöhlen, Entzündung 107
–, Fraktur 31
Nasenrachenfibrom, juveniles 12
Nasentamponade, hintere 9
–, vordere *5*, 11, 30
Nervus infraorbitalis 31
Neuronitis vestibularis 135, *142*
Nottracheotomie 78
Nystagmus 23, 26, 27, *135*, 137, 141, 142, 143

Oberkieferfraktur 31
Oesophagoskopie 39, 49
Oesophagus, Breipassage 49, 52
–, erste Enge 47
–, Fremdkörper 48, 52
–, Perforation 37
–, Stenose 37, 52
–, Varizen 18
–, Verätzung 37
Ohrenschmalzpfropf 124, *127*
Ohrenschmerzen 2, 96
Ohrmuschel, Perichondritis 19
–, Verletzung 1, 19
Ohrspülung 40, *128*
Orbitalphlegmone 107
Orchitis 109
Othämatom 19
Otitis externa 96, 97
Otitis media acuta 23, 26, 96, *98*, 136, 147, 149
Otitis media chronica 96, *99*, 138, 147, 149
Otoskopie 125

Parazentese 138
Parotitis 109
Peritonitis 37
Peritonsillarabszeß 54, 58, 59, 60, 114, *117*
Peritonsillitis 96, 117
Pfählungsverletzung, Gaumen 34
– Ohr 1, 21, 139
Pfeiffer'sches Drüsenfieber 115
Pleuritis 55
Pneumonie 55
Pneumothorax 55
Poliomyelitis 122
Politzer-Verfahren 102, *129*
Posticus-Lähmung, siehe Recurrenslähmung
Praeurämie 102
Praevertebraler Weichteilschatten 49, 62
Protrusio bulbi 107
Provokationsnystagmus 136
Pseudokrupp 54, 58, *66*
Ptosis 122
pulmonale Insuffizienz 54, 55
Pyramidenlängsfraktur 1, *26*, 147, 148
Pyramidenquerfraktur *27*, 140, 147, 148

Quincke-Oedem 108

Rachen, Blutung 13
–, Fremdkörper 46
Rachitis 68
Recurrenslähmung 54, 57, 58, *67*, 88, 134, 145
Retropharyngealabszeß 54, 57, 58, *61*, 114, 120
Rhinitis sicca anterior 3
Ringknorpel 79
–, Perichondritis 86
Rinne'scher Versuch 126
Risus sardonicus 121
Röntgenaufnahme, Hals 49, 62, 120
–, Kieferhöhle 105

–, Nase 28
–, Stirnhöhle 106
Röntgenbreipassage 49, 52
Romberg'scher Versuch 136

Säbelscheidentrachea 71
Schädelbasisbruch 26, 31
– siehe auch Pyramidenfraktur
Schalleitungsschwerhörigkeit 2, 23, 25, 26, 98, 99, 102, *127*, 129, 130, 137, 138, 140
Schallempfindungsschwerhörigkeit 101, 109, *127*, 131, 141
Schalltrauma, akutes 124, *132*
Scherengriff bei Intubation 76
Schlucklähmung 90
Schluckstörungen 52, 59, *114*, 121, 123, 134
Schmerzen 96
–, Hals 115
–, Kopf 102
–, Mundhöhle 108
–, Nase 102
–, Nasennebenhöhlen 102
–, Ohr 2, 96
–, Speicheldrüsen 108
Schnappatmung 56
Schockzustand 37
Schwankschwindel 134
Schweißperlenverletzung *23*, 41
Schwerhörigkeit, plötzliche 124
–, psychogene 124, *133*
Schwindel 132, *134*
Seitenstrangangina 114, *116*
Senkstaken-Sonde 18
Sensibilitätsstörung, N. infraorbitalis 31
Septumabszeß 104
Septumhämatom 28
Sinus cavernosus, Thrombose 103
Sinusitis frontalis 105
– maxillaris 104
Sinus sigmoideus, Thrombose 98, 100
–, Verletzung 1
Soor 109

Spasmophilie 68
Speicheldrüsenerkrankungen 97
Speichelstein 111, 112
Speiseröhre siehe Oesophagus
Sprache, kloßige 58
Sprechkanüle 87
stabile Lage bei Bewußtlosigkeit 63
Stammhirnkrise, ischämische 143
Steigbügelluxation 22
Stellatumblockade *131,* 142
Stenoseatmung 55
Stimmbandlähmung, siehe Recurrenslähmung
Stimmbandpolyp 69
Stimmgabelprüfungen 126
Stirnbeinosteomyelitis 107
Stirnhöhle, Entzündung 105
–, Fraktur 31
Stomatitis 109
Streifentamponade bei Nasenbluten 6
Stridor 55, 67, 68
– congenitus 54, 57, *65*
Struma 67, 71, 89, 91
Subduralabszeß 100
submuköses Hämatom, Larynx 70
–, Rachen 54, 62
Suizid, Halsverletzung 35, 70
–, Verätzung 37

Tablette als Fremdkörper 47
Tachypnoe 55
Taubheit 27, 133, 140, 143
Tetanus 114, *120*
Tollwut 121
Tonsillektomie, Nachblutung 13, 14
Tonsillenhyperplasie 59
Tonsillitis 13, 96
– siehe auch Angina
Trachealabriß 54, 58, *70*
Trachealkanüle 79, *87,* 88
Tachealstenose 54, 58, *71,* 78, 89
Tracheitis fibrinosa 58, *67*
– sicca 92

Tracheomalazie 57, 58, 71, 85, 89
Tracheotomie 39, 67, 68, 69, 70, 71, 78, *79,* 90
Trigeminusneuralgie 102
Trommelfell, Verletzung 21, 23, 24, 26, 98, 124, 140
Tubenmittelohrkatarrh 124, *128*
Tuberkulose der Tonsillen 115
Tumor siehe Carcinom

Überdruckbeatmung 67
Umgangssprache 126
Unterberger'scher Versuch 136
Unterkieferfraktur 31
Uvulaoedem 54, 60
Valsalva'scher Versuch 22, 24, 102, *129*
Vena angularis, Thrombose 103, 108
Verätzung *37,* 52
Verbrühung 37
Verletzungen 19
Verschiebung des Mediastinums 43
Vestibularisprüfung 136
Via falsa, Intubation 78
–, Trachealkanüle 54, *91*

Wallenberg-Syndrom 114, 142, 146
Weber'scher Versuch 126
Wurstschale 47

Zahnfleisch, Blutung 13
Zahnprothese als Fremdkörper 45, 48
Zahnschmerzen 102
Zahnwurzelerkrankung 108
Zigarettentamponade bei Nasenbluten 7
Zoster oticus 96, *101,* 147, 149
Zungenbiß 33
Zungengrundabszeß 54, 58, *60*
Zungengrundangina 60, 114, *119*
Zungengrundtonsille 46
Zurücksinken der Zunge 54, *62*

Bereits erschienen:

P. Schmidt; E. Deutsch; J. Kriehuber

Diät für chronisch Nierenkranke
Eine Diätfibel für Ärzte, Diätassistenten und Patienten
2 Abb., 19 Tab. IX, 126 Seiten. 1973. DM 9,80; US $ 4.10
ISBN 3-540-06226-2

H.-J. Bandmann; S. Fregert

Epicutantestung
Einführung in die Praxis
Im Namen der International Contact Dermatitis Research Group. 4 Abb., 17 Tab. VII, 100 Seiten. 1973
DM 12,80; US $ 5.30
ISBN 3-540-06237-8

W. Leydhecker

Glaukom in der Praxis
Ein Leifaden
Zweite, völlig neubearbeitete Auflage
43 Abb., 6 Tab., 2 Ausklapptafeln zum praktischen Arbeiten. XII, 178 Seiten. 1973. DM 12,80; US $ 5.30
ISBN 3-540-06452-4

H. A. Baar; H. U. Gerbershagen

Schmerz – Schmerzkrankheit – Schmerzklinik
16 Abb. VIII, 80 Seiten. 1974. DM 9,80; US $ 4.10
ISBN 3-540-06553-9

Weitere Bände in Vorbereitung:

Daunderer	**Erste Hilfe bei Vergiftungen**
Dubin	**EKG**
Fekl/Schultis	**Infusionstherapie**
Gottstein	**Notfalltherapie beim Hirninfarkt**
Wolff	**Die künstliche Beatmung**

Therapie innerer Krankheiten

Herausgeber: E. Buchborn, H. Jahrmärker, H. J. Karl, G. A. Martini, W. Müller, G. Riecker, H. Schwiegk, W. Siegenthaler, W. Stich
32 Abb. XXXI, 650 Seiten. 1973
Geb. DM 48.–; US $ 19.70
ISBN 3-540-05971-7

96 Einzelbeiträge stellen die rationale Therapie innerer Krankheiten kritisch abgewogen dar. Jeder Beitrag enthält einen allgemeinen Therapieplan, Abgrenzung von Indikation und Kontraindikation, Angaben über Sofortmaßnahmen und Dauertherapie, Hinweise auf mögliche Komplikationen und Nebenwirkungen sowie eine kurze Liste mit weiterführendem Schrifttum. Pharmaka und therapeutische Methoden mit breiter Indikation werden in eigenen Kapiteln ausführlich dargestellt. Herausgeber und Autoren haben besonderen Wert darauf gelegt, aus der Fülle angebotener Arzneimittel eine Auswahl zu treffen, die dem gegenwärtigen Stand gesicherter wissenschaftlicher Erkenntnis entspricht. Die verbindlichen Therapieempfehlungen fußen auf gesicherten Behandlungserfolgen und berücksichtigen die Spätprognose ebenso wie die Behandlungsrisiken. Das ausführliche Sach- und Pharmaregister ermöglicht rasche Information.

Diagnose und Therapie in der Praxis

Nach der amerikanischen Ausgabe von M. A. Krupp, M. J. Chatton, S. Margen et al., übersetzt, bearbeitet und ergänzt unter der wissenschaftlichen Leitung von K. Huhnstock, W. Kutscha
2., verbesserte Aufl. 25 Abb. XI, 1421 Seiten. 1973
Geb. DM 78,–; US $ 32.00
ISBN 3-540-06223-8

Das Vorbild dieses Werkes „Current Diagnosis and Treatment" erscheint seit vielen Jahren mit wachsendem Erfolg in Amerika. Dieser Erfolg beruht auf der konzentrierten, an der Praxis orientierten Form, in der ein ungewöhnlich reichhaltiges Material für den in Klinik und Praxis tätigen Arzt angeboten wird. Die deutsche Ausgabe ist von Spezialisten der verschiedenen Fachgebiete den besonderen deutschen und europäischen Verhältnissen angepaßt. Der deutsche Leser findet alle wichtigen hier üblichen Diagnose- und Therapieformen und erhält gleichzeitig einen Einblick in die modernen Verfahren der anglo-amerikanischen Medizin. Mit besonderer Sorgfalt sind die Medikamente-Tabellen zusammengestellt, die in übersichtlicher Form Auskunft über Zusammensetzung, Indikation, Gegenindikation, Nebenwirkung und Dosierung geben und – wohl erstmalig in diesem Rahmen – eine Gegenüberstellung der Handelsnamen und chemischen Bezeichnungen bringen.

**Springer-Verlag
Berlin
Heidelberg
New York**

München
Johannesburg
London
New Delhi Paris
Rio de Janeiro
Sydney
Tokyo Wien